誰も教えてくれなかった

心筋梗塞とコレステロールの新常識

[著]
伊苅裕二

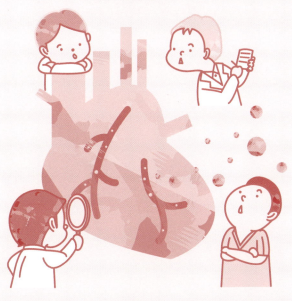

南江堂

序 文

　本書は，心筋梗塞患者さんの指導に携わる医療従事者のために，コレステロール低下療法やコレステロールの管理といった治療・指導についての基本事項をわかりやすく解説したものです．

　心筋梗塞患者さんには，リハビリテーション，生活指導，栄養指導，薬物指導，冠動脈インターベンションなど様々な方面から医師，看護師，栄養士，薬剤師，理学療法士，放射線技師，臨床工学技士，そのほか多くの医療スタッフの方が携わっています．

　読者の皆さんは，コレステロール低下療法に関して様々な誤解や偏見を持っている方が受診してきた際や，あるいはマスコミから偏った報道がされたときなどに，患者さんへの指導が難しいと感じられたことはないでしょうか．

　私は，多くの心筋梗塞患者さんの診療に携わってきました．心筋梗塞の再発予防に最大限の努力をしたにもかかわらず，残念ながら再発を少なからず経験しました．これは，再発予防の医療としては失敗であったわけで，何とかできないかとの問題意識を抱いてきました．

　最近，PCSK9 阻害薬が発売され，コレステロールを下げようと思えばいくらでも下げることができる時代になりました．しかし，コレステロール低下療法の基本が医療スタッフ間で共有できていないと，正しい治療法を多くの患者さんに届けられないという限界も感じています．

　そこで本書は，心筋梗塞やコレステロール低下に関して専門外の先生方がよく抱かれる疑問や患者さんからよく質問される内容について，対応できるように逐一答える形式で執筆させていただきました．必要なときに必要なところを拾い読みしていただき，患者指導に使えると思いますし，通読いただければ全体像もわかるように努めました．本書により，基本的なコレステロール低下療法・コレステロール管理について，理解を深め，関係する医療スタッフ間で知識や情報を共有でき，よりよい診療を患者さんに届けられるようにと思います．ひいては，日本全体の心筋梗塞による死亡率がさらに低下することを願っています．

2017 年 2 月

東海大学医学部内科学系循環器内科　教授

伊苅　裕二

はじめに　―なぜ今コレステロールが注目されるのか―

　心筋梗塞は予防できます．リスクが集積し，心筋梗塞になる可能性の高い方が存在しますが，これらの方には徹底的なリスク管理（喫煙，糖尿病，高血圧，高コレステロール血症などの治療）を行うことで，生命予後や健康寿命を延ばすことができます．

　心筋梗塞予防について，医療の進歩は目覚ましいものがあります．特にコレステロールを標的とした治療が最も大きな成功をおさめています．1990年代に医療現場に登場したスタチンというコレステロール低下薬は，心筋梗塞の予防のみならず総死亡率の低下という効果まで示されました．総死亡率が低下するということは「長生き薬」といっても過言ではないということです．さらに，その後にも有効なコレステロール低下薬が現れ，最近発売となったPCSK9阻害薬では，コレステロールをゼロに近いレベルにまで下げることができるようになりました．

　心筋梗塞は，人類の死亡原因の第1位です．日本では死亡原因の第1位はがんですが，このような国は日本とフランスくらいで，世界では心筋梗塞はがんの3倍くらいの死亡原因であり，圧倒的に第1位といえます．スタチンが登場した後から世界の心筋梗塞の発症数は減少に転じています．しかしながら，日本では一向に減少の傾向を認めません．高齢化のためとも考えられますが，私たちの医療が本当に正しいのか見直す必要もあるかもしれません．実はリスク管理のなかでコレステロールは最も安全かつ効果的なターゲットであるにもかかわらず，きちんとリスク管理できていないケースもあります．その原因は，患者さんのみならず医療者にもある誤解や偏見，知識不足，またはマスコミの偏った報道などいろいろ考えられます．さらに，医療スタッフ間での知識共有不足もあるかもしれません．

　具体的に，患者さんからよく聞かれる質問を以下に列挙しますが，的確に答えられるでしょうか？
　「健康診断を受けると必ず検査項目に出てくるコレステロールについて，値が高いと医療機関を受診するように勧められます．でも，値が高くても，痛くもかゆくもありません．病気になるぞと脅かされても実感がわきません．」
　「最近，コレステロールは高いほうが長生きだという話や，高齢者はもっとコレステロールを摂取したほうがよいなど耳にします．」

iv

「がんになった親戚は，コレステロールがすごく低かったといっていました．検診で高いと問題といわれるものの，すごく具合が悪い人は低いと聞きます．高いのが悪いのか，低いのが悪いのか，いったい何を信じてよいのかわかりません．」

「お医者さんにもらったコレステロール低下薬で筋肉痛になります．やめてもよいですか？」

本書を読み終わったときには，このような質問をされても，自信を持って患者さんに向き合えるようになると思います．

コレステロールは，心筋梗塞予防としては，最も安全で確実なターゲットです．医療者集団がこのことをチームとして患者さんに自信を持って指導してこそ，はじめて誤った情報に揺るがない正しい医療ができるものと思います．

目　次

はじめに　―なぜ今コレステロールが注目されるのか―……………………… iv

I 章　心筋梗塞

Question 01.　心筋梗塞とはどんな病気ですか？ ………………………… 2
Question 02.　心筋梗塞による死亡数は多いでしょうか？ ……………… 5
Question 03.　心筋梗塞の治療法は何ですか？ ………………………… 7
Column ①　　PCI は医療費拡大の要因か？ ……………………………… 10
Question 04.　心筋梗塞を発症したことのある患者さんには，どのように
　　　　　　　生活指導していけばよいでしょうか？ ………………… 11
Question 05.　心筋梗塞を起こした冠動脈はどうなっていますか？ ……… 13
Question 06.　心筋梗塞の死亡率・再発率は？ ………………………… 17
Column ②　　コレステロールだけじゃない！　炎症も動脈硬化の原因
　　　　　　　………………………………………………………………… 20

II 章　生体におけるコレステロール

Question 07.　コレステロールの体内での役割とその分布とは？ ………… 24
Column ③　　コレステロールの構造 …………………………………… 28
Question 08.　血液を循環するコレステロールについてですが，油である
　　　　　　　コレステロールは水である血液には溶けないのでは？ …… 29
Column ④　　LDL コレステロールの測定値について ………………… 33
Question 09.　LDL レセプターとは何ですか？ ………………………… 34
Question 10.　LDL コレステロールの正常値を教えてください ………… 36
Question 11.　コレステロールを下げ過ぎるとがんになるのでしょうか？
　　　　　　　………………………………………………………………… 39
Question 12.　コレステロールを下げ過ぎると認知症や脳の病気になりま
　　　　　　　せんか？ …………………………………………………… 41
Column ⑤　　アルツハイマー病では血液中のコレステロールが低いと聞
　　　　　　　きました …………………………………………………… 43

目 次

Question **13.** コレステロールを下げ過ぎると脳出血が生じないか心配です ‥‥‥‥‥‥‥‥‥‥‥‥‥‥‥‥‥‥‥‥‥‥‥‥‥‥44

Question **14.** コレステロールを下げ過ぎると死亡率が上昇してしまうのでは？ ‥‥‥‥‥‥‥‥‥‥‥‥‥‥‥‥‥‥‥‥‥‥‥46

Ⅲ章　コレステロールと心筋梗塞の予防

Question **15.** 心筋梗塞予防のためのコレステロール低下療法の原則は何ですか？ ‥‥‥‥‥‥‥‥‥‥‥‥‥‥‥‥‥‥‥‥‥52

Question **16.** 心筋梗塞を発症したことのある患者さんのコレステロール値が正常値より低い場合，薬を減らすべきでしょうか？ ‥55

Column ⑥ そんなに予防したら PCI（冠動脈インターベンション）件数が減るでしょう？ ‥‥‥‥‥‥‥‥‥‥‥‥‥‥‥‥‥57

Ⅳ章　家族性高コレステロール血症と PCSK9 の発見

Question **17.** 家族性高コレステロール血症とは何ですか？ ‥‥‥‥‥‥60

Column ⑦ 家族性高コレステロール血症ホモはコレステロール過剰？それとも欠乏？ ‥‥‥‥‥‥‥‥‥‥‥‥‥‥‥‥‥‥63

Question **18.** 家族性高コレステロール血症の自然歴は？ ‥‥‥‥‥‥‥64

Question **19.** 第 2，第 3 の家族性高コレステロール血症とは何ですか？ ‥‥‥‥‥‥‥‥‥‥‥‥‥‥‥‥‥‥‥‥‥‥‥‥‥‥66

Question **20.** PCSK9 が過剰で家族性高コレステロール血症になるなら，PCSK9 が少なければコレステロール値は低いのですか？ ‥‥‥‥‥‥‥‥‥‥‥‥‥‥‥‥‥‥‥‥‥‥‥‥‥‥68

Question **21.** 家族性高コレステロール血症の治療は？ ‥‥‥‥‥‥‥‥71

Ⅴ章　コレステロール低下療法に用いられる薬剤

Question **22.** スタチンとはどんな薬ですか？ ‥‥‥‥‥‥‥‥‥‥‥‥76

Question **23.** スタチンが心筋梗塞予防に効くという根拠について教えてください ‥‥‥‥‥‥‥‥‥‥‥‥‥‥‥‥‥‥‥‥‥‥79

Question **24.** スタチンで一律にリスクが減るなら，なぜ全員に処方しないのですか？ ‥‥‥‥‥‥‥‥‥‥‥‥‥‥‥‥‥‥‥82

Question **25.** スタチンによる筋肉障害や横紋筋融解症とは？ ‥‥‥‥‥84

vii

目 次

Question 26. 「医師に勧められてもスタチンを飲む必要はない」といった週刊誌の情報により、患者さんから薬をやめたいと相談されました… ………………………………………………87

Question 27. エゼチミブについて教えてください …………………………89

Question 28. EPA や DHA について教えてください………………………92

Question 29. PCSK9 阻害薬について教えてください ………………95

Question 30. PCSK9 阻害薬を始めたら、患者さんの LDL コレステロールが 30 mg/dL まで下がりました。薬を減らしたほうがよいでしょうか？ ………………………………………99

Question 31. HDL コレステロールを増やす薬はありませんか？ ………102

Column ⑧ HDL コレステロールを上昇させる薬：今はないが開発中 ………………………………………………104

VI章　リスク管理の諸問題

Question 32. リスク管理全般について教えてください …………………106

Question 33. 夫婦でまったく同じ食べ物を食べている患者さん、一人は血液中のコレステロールが低く、もう一人が高い……なぜでしょうか？ ……………………………………108

Question 34. 糖尿病患者さんから「なぜ糖尿病なのにコレステロールを下げる薬を処方されるのか？　的外れでは？」と言われました… ………………………………………110

Question 35. コレステロールを下げ過ぎると低血糖のような問題が起こりませんか？ …………………………………………112

Question 36. 薬剤師さんから「コレステロールが正常値より低いのにスタチンを処方されているのは誤りでは？」と問い合わせが入りました… ………………………………115

Question 37. 「私は心筋梗塞のハイリスクですか？」と患者さんから聞かれることはありませんか？ …………………………118

Column ⑨ 吹田スコアを眺めて …………………………………………120

Question 38. 検診結果が LDL コレステロール 148 mg/dL で高値といわれ受診してきた患者さん、即治療開始でしょうか？ ……121

Question 39. 高コレステロールの場合、コレステロール制限食が治療の基本ではないのですか？ ………………………………123

| Question **40.** | 「酸化 LDL が悪いので，スタチンをやめて抗酸化効果のあるビタミン E を内服したいです」と患者さんに聞かれたらどうすればよいでしょうか？ ……………………………126 |

| Question **41.** | 透析中の患者さんのコレステロール管理はどうしたらよいでしょうか？ ……………………………………………128 |

| Question **42.** | 高齢患者さんのコレステロールは気にしたほうがよいでしょうか？ ……………………………………………………130 |

| Column ⑩ | 人の血管だけが老いる ……………………………………132 |

索引 ……………………………………………………………133

I

心筋梗塞

Question 01

▶ 心筋梗塞とはどんな病気ですか？

Answer

心臓全体に酸素・栄養分を含んだ血液を運ぶ冠動脈が突然詰まってしまう病気です．冠動脈が詰まる原因は動脈硬化で，コレステロールがたまって発症します．

　心臓は全身に血液を送り出すポンプで 24 時間休むときはありません．常に血液から酸素と栄養分を供給されないと燃料不足に陥ってしまい機能を果たすことができません．

　冠動脈は心臓の表面を走行する血管（図 1）で，これを通して心臓全体に血液を運びます．そして，その冠動脈が突然詰まってしまう病気が心筋梗塞です．詰まってしまう原因は冠動脈にありますから（図 2），心筋梗塞は「冠動脈疾患」の最も重症なタイプです．

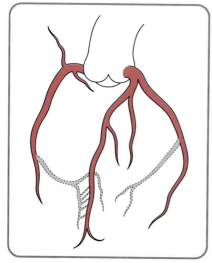

図 1　冠動脈の解剖

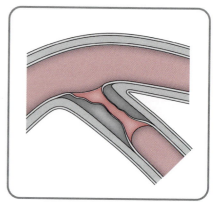

図 2　冠動脈疾患

冠動脈が詰まり血液が足りなくなる"虚血"になると…

急に冠動脈が詰まってしまうと胸が急に苦しくなります．患者さんによって表現が違いますが，「焼け火箸を刺されたようだ」とか「象に胸を踏まれたようだ」など，言うに言われないほど胸が苦しいようです．客観的には冷や汗をかいて，じっとしている状態といえます．患者さんは苦しくて動くこともできません．さらに，苦しい状態が30分以上おさまる気配がありません．血液が足りない状態を「虚血」といいますが，経験のない方にはどのような症状か想像もつかないでしょう．皆さんに経験のある虚血は，正座です．正座を30分もすると足がしびれてきます．これが虚血です．足を崩した直後が再灌流という状態で，実は正座中よりも足をくずした直後のほうが，足がつらいですね．心筋虚血も同様なことがあり，虚血ももちろん心臓に悪いのですが，再灌流直後に重症不整脈などが発症することがあります．しかし，再灌流時にイベントがあるからといって，虚血を長時間続ければ壊死は悪化しますので，虚血は一刻も早く解除するのが標準的な医療です．

心筋梗塞は検査値にどのように現れるか？

心筋梗塞の場合，心電図に変化が現れます．特にST上昇という所見（図3）は特徴的で，発症直後から出現し，感度，特異度が高い所見です．ST上昇が前壁や下壁などの冠動脈支配領域に一致して現れていれば，心筋梗塞といえます．

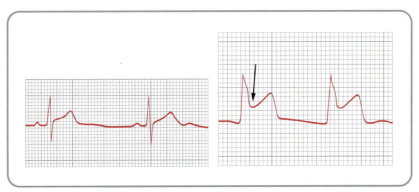

図3 心筋梗塞の特徴的な心電図所見
左：正常，右：ST上昇

Ⅰ．心筋梗塞

　一方，血液検査でトロポニンやクレアチンキナーゼ（CK）などの心筋細胞が壊れて血液中に現れる所見があります．これらも感度，特異度が高い検査ですが，異常値になるまでに時間がかかるのが欠点です．トロポニンで2時間，CKで6時間かかります．したがって，発症2時間以内では，血液異常がみられず，見落とされる可能性があります．

　虚血は正座をしている状態といいましたが，トロポニンやCKが上昇するまで虚血を何時間も続けさせるのは，よくありません．心筋梗塞であれば直ちに詰まった血管を再灌流させて，虚血を解除させてあげることが望ましいです．したがって，従来心筋梗塞は，胸痛＋心電図＋血液検査の3項目で診断するものとされていましたが，現在では胸痛＋心電図で判断し治療を開始するのがより優れた現在のスタイルになってきました．

＊　　　＊　　　＊

　心筋梗塞は死亡率の高い疾患です．死亡率は3割で，その多くは発症直後に起こり，24時間以内に半数以上が死亡します．ですから，一刻も早く救急搬送が必要といえます．

Question 02

▶ **心筋梗塞による死亡数は多いでしょうか？**

I 心筋梗塞

Answer

　　日本では心筋梗塞による死亡数は，がんより少ないです．しかし，世界的にみると人類の死亡原因の第1位といえます．

　日本では，死亡率の第1位はがん，第2位が心疾患となっています．日本では心筋梗塞はがんより少ないですね．では，世界の統計ではどうでしょうか？

　2015年の世界統計で，年間1億1千万人が心筋梗塞にかかり，年間890万人の死亡原因となっています．これは，世界の死亡数の15%にあたり，死亡原因の第1位であると報告されています．

　しかし，ちょっとおかしいと思いませんか？　日本の統計では，死亡原因の第1位はがんで，第2位が心疾患だったと思います．心筋梗塞が世界の死因の第1位とはおかしくないでしょうか？

心筋梗塞よりもがんが多い国は特殊

　では，がんが第1位，心疾患が第2位の国は日本のほかにはどこにあるでしょうか？　WHOの統計では，世界に4箇国のみと報告されています．日本，フランス，モナコ，アンドラのみです．モナコ，アンドラというのはフランス周辺の小国です．歴史的な背景を私は知らないのでひとくくりにするのは失礼かもしれませんが，一応フランス文化圏としておきます．とすると，日本とフランス文化圏のみが，がんよりも心疾患が少ない国であることがわかりました．フランスで心疾患が少ないのは「フレンチパラドックス（French paradox）」という言葉で世界的に有名です．フォアグラなど脂質の多いフランス料理を食べているフランス人がなぜ世界第1位の死亡原因である心筋梗塞が少ないのか？　世界全体の疑問です．一説によるとワインがよいといわれていますが，証明されていません．

　一方，米国では日本の7倍くらい心筋梗塞が多いといわれています．そのほか，アジア，アフリカの開発途上国などはどうでしょう．これも圧倒的に心筋梗塞が多いのです．寄生虫，感染症のイメージがありますが，心筋梗塞が死亡原因の第

5

I. 心筋梗塞

1位なのです.

　東海大学へ見学にきたいというイランの方に聞いたところ，イランでは49%の死亡が心疾患，13%はがんであるとのことでした．実はこれが世界の普通の統計値なのです．圧倒的な死亡原因の第1位は心疾患，特に心筋梗塞なのです．

心筋梗塞は増えている？　減っている？

　日本では心筋梗塞が多くなると欧米化という方もいますが，これは欧米化ではありません．いうなれば国際化，脱日本化でしょうか？　心筋梗塞の発生数は，日本では米国の7分の1くらいで極めて少なく推移してきました．ところが，最近米国では健康志向のせいか，薬物治療の発展のせいか，心筋梗塞の発生率は減少してきています．一方，日本では減っていません．その差は縮まろうとしています．これは，今後の問題になっていくと思います．

世界的な常識として…

　日本の常識が世界の非常識というのは，よくある話です．私が米国留学中に，「日本の統計では死亡率第1位ががん，第2位が心疾患」と語ったときには，友人から目をむいて驚かれました.「その統計はおかしいのではないか？　私の英語がわかるか？」．ほぼすべての友人からバカ扱いされてしまいました．このときには本当に意外でしたが，バカ扱いされた以上彼らにきちんと説明する必要が出てきました．日本はフランスと同じようなことだと説明すると，次の質問が「フランスと日本のどこが似ているのか？　ワインの消費量は？」でした．これは難題です．日本ではワインの消費量はそれほど多くありません．この謎は，ひとつの研究テーマとして今後も研究を続けていきたいと思っています．

　心筋梗塞は人類の最大の死亡原因であります．これは世界の常識でもあります．日本の統計のがんが第1位，心疾患が第2位というのは極めて特殊な例外的な数値です．もし外国の方と話すときには，世界の常識と日本の特殊性として覚えておいてよいと思います．

Question 03

心筋梗塞の治療法は何ですか？

Answer

　詰まった冠動脈をひろげて，血液を流す治療を行います．具体的には，薬でひろげる方法（血栓溶解療法），カテーテルでひろげる方法（冠動脈インターベンション，PCI）があります．

　急性心筋梗塞は突然冠動脈が詰まってしまい，血が流れなくなる状態です．血液が虚ろ（うつろ）になることから，「虚血」（きょけつ）と呼ぶこと，正座の足のしびれがまさに「虚血」といえることは，すでに解説しました．とすれば，虚血の治療はどうすればよいでしょうか？

　心筋梗塞は，心臓が正座している状態です．答えはひとつですね．一刻も早く足を崩す，すなわち一刻も早く詰まった冠動脈を再開通させて血液を流すことです．

冠動脈の詰まり（血栓）を薬で溶かす方法

　具体的にはどのようにしたらよいでしょうか？　最初に血栓溶解療法が開発されました．詰まった血栓を薬で溶かそうとする化学的な治療です．画期的な治療でしたが，欠点もありました．血栓溶解薬では多くとも5割か6割程度しか再開通しないこと，つまり約半分は再開通が不成功に終わることです．さらに血がサラサラになり過ぎて逆に脳出血，肺出血などの重大な臓器出血が起きて死亡する例もありました．

カテーテルで血栓を取り除く・ひろげる方法

　この問題を解決した治療法が冠動脈インターベンション（PCI）です．カテーテルという細い管を血管内経由で冠動脈入口まで挿入します．そこから血栓吸引や風船（バルーン）で砕く（図1）など物理的に再開通する方法です．PCIでは再開通成功率が95％以上で，重大な出血も血栓溶解療法と比べると明らかに少ないことがわかりました．世界中で血栓溶解療法とPCIの無作為比較試験が行

Ⅰ. 心筋梗塞

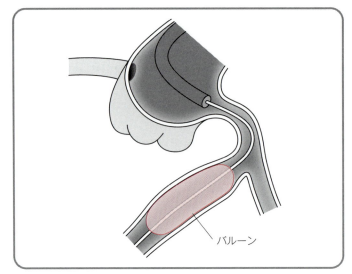

図1　冠動脈インターベンション（PCI）

われましたが，死亡率も合併症率もPCIのほうが優れていました．21世紀はPCIの時代です．心筋梗塞の急性期死亡率はかつて30％以上あったのが，PCIにより10％以下になりました．脳梗塞の治療は，いまだ血栓溶解療法が第一選択です．今後，心筋梗塞と同じようにカテーテル治療のほうの成績がよいという時代が来ると私は予測しています．

外科的な治療法は行わない？―時間が勝負

　しばしば質問されるのは，「冠動脈バイパス術もよいのではないでしょうか？」という点です．もちろん，狭心症に対する冠動脈バイパス術の治療効果は素晴らしい治療効果があります．しかし，同じ冠動脈疾患でありながら，心筋梗塞に対する冠動脈バイパス術は第一選択とはなりません．その理由は，再開通までの時間です．虚血は解除するまでの時間が短いほどよいので，最近は病院のドアをくぐってから90分以内で治療を完了することが推奨されています．冠動脈バイパス術は，手術室入室，全身麻酔の導入，開胸，手術という流れで行われ，たとえ世界一の名医が術者であっても，90分以内の再灌流は達成不可能です．きちんとトレーニングを受けたPCI術者であれば9割以上の確率で90分以内の再開通を達成します．再灌流までの時間が短いということが心筋梗塞の治療において最も

重要なことなので，PCIが第一選択となっています．

＊　　　＊　　　＊

　日本は，心筋梗塞による死亡数が，がんによるものよりも少ない珍しい国です．これは発症そのものが少ないことに加え，PCIが広く日本中で行われていることもひとつの理由です．比較的国土が狭く病院へのアクセスがよいこと，救急車などの体制がよいこと，PCIの費用が海外に比べると安価でまんべんなく供給できていること，日本の医療者の志が高く，決してよいとはいえない労働環境においても24時間体制で治療を行ってきていること，などが日本の特徴です．昼夜の別なく心筋梗塞例をPCIで救命している医療者(医師，看護師，放射線技師，臨床工学士など)は素晴らしい方たちですので，是非リスペクトしていただきたいと私は思っています．

Ⅰ．心筋梗塞

◆ Column ◆

① PCI は医療費拡大の要因か？

　PCI は心筋梗塞に対する著しく有効な治療法です．PCI は日本では年間約 25
万件行われており，そのうち約 8 万件が心筋梗塞を含む急性冠症候群に対する
ものです．大雑把な計算ですが，8 万件のうち生命にかかわる方が 30％いると
すると，2 万 4 千人，そのうち 3 分の 2 を救っているとすれば，1 万 6 千人の
命は PCI で救われていることになります．そして，その結果として心筋梗塞に
よる死亡数に関しては世界最低ですので，総じて治療成績は世界最高といって
もよいと思います．

　では，それにかかる医療費はどうでしょうか．概算ですが，PCI 1 件 100 万
円とすれば，25 万件で 2,500 億円です．医療費総額 40 兆円とすれば，実は総
医療費の 0.6％で世界最高レベルを達成していることになります．冠動脈バイ
パス手術と合わせて虚血性心疾患の治療総額は 8,000 億円で，総医療費の 2％
です．世界最高水準を世界一安い値段で達成しているといっても過言ではあり
ません．通常の国であれば 50％以上の費用は虚血性心疾患に使われるはずです
から．

　なぜ日本ではこんなに心筋梗塞の成績がよいのか，費用が安いのか，実は世
界からものすごく注目されています．

　国土の狭さのわりに病院数が多く，広く PCI が行われていること．夜勤に対
する人件費が著しく安いことなどもその要因としてあげられます．PCI を志す
先生がよく勉強して技術を高めていることもあります．世界最高レベルを破格
の安価で達成できていることは誇れるべきことであります．したがって，PCI
が日本の医療費を圧迫するという議論はまったくのお門違いです．

Question 04

▶ **心筋梗塞を発症したことのある患者さんには，どのように生活指導していけばよいでしょうか？**

Answer

心筋梗塞を経験した患者さんには，食事，生活習慣を含め総合的な生活指導が必要です．

心筋梗塞を経験した患者さんと深く話す機会があれば，様々なことを伝えてくれます．発症時には「このまま自分が死ぬ」という感覚をほぼすべての患者さんが感じられます．入院直後から1週間くらいの入院中の経過はよく覚えていられない方も多いですね．多くの方は，一度死んだ身なので人生変えないといけないと思われていると思います．ここがチャンスです．次の人生のために生活スタイルを大いに変えていただくように生活全般の介入をする最もよいチャンスです．

再発予防を行う

まず，再発予防を考えます．二度と心筋梗塞にはなりたくないと患者さんは思っています．そのために，リスクファクターを考えます．リスクファクターは動脈硬化の誘因となる悪い因子で，喫煙，高血圧，脂質異常症，糖尿病の4つが古典的なものです．患者さんのリスクファクターがこのうちどれにあてはまるかチェックしてください．そのほか，メタボリックシンドロームもリスクファクターとなります．これらが集積し発症された方が多数と思います．それら，すべてに介入し正常にすることを目標とします．それが再発予防の最も有効な方法です．

喫煙，高血圧，脂質異常症への介入

生活習慣で改善可能なのは，喫煙とメタボリックシンドロームです．長年喫煙してきた方がスパッと禁煙するのはかなり困難です．また，メタボリックシンドロームの方が減量に成功しBMI 25以下にまで到達するのも困難です．しかし，心筋梗塞後はちょうどよい機会ですので，きちんと指導しましょう．禁煙には保険

Ⅰ．心筋梗塞

のきくサポートプログラムもあります．栄養指導も保険がききます．これらを上手に利用して生活習慣の改善を成功させましょう．

　比較的薬物が有効なのが，高血圧と脂質異常症です．もちろん，生活習慣の改善が前提の薬物療法です．肥満，栄養の偏り，塩分取り過ぎなどをまず改善したうえで薬物療法を適切に行ってください．

糖尿病への介入

　しかしながら，糖尿病については，かなり厄介な疾患です．血糖を下げる薬は多く開発されていますが，糖尿病を完治する方法は今のところありません．現在の薬物治療による血糖正常化は心筋梗塞再発予防に無効であるばかりでなく，逆にリスクを上昇させるという報告もあります．もちろん HbA1c を正常化することで，細小血管症と呼ばれる糖尿病腎症，糖尿病網膜症，糖尿病神経症は減らすことができます．しかしながら，驚くべきことに糖尿病治療で糖尿病による心筋梗塞リスクは減らせないのです．米国のガイドラインでは，糖尿病による心筋梗塞予防が糖尿病治療でできないなら，コレステロール低下療法で再発予防をしようと示されています．非常に合理的な考え方で私は納得できますが，実際の外来でこの説明をしても「糖尿病を治したいといっているのに，コレステロールを下げる薬を処方するとは，この医者はバカか，製薬会社の回し者ではないか」と思われてしまっています．ただし，最近 SGLT2 阻害薬という新しい糖尿病治療薬は心筋梗塞を減らす可能性が示され，今後に期待されています．

＊　　　　＊　　　　＊

　さらに，これらのリスクファクターがまったくないのに心筋梗塞になったという方もいると思います．たとえば若い女性が妊娠出産のときに心筋梗塞になってしまった場合は，動脈硬化が原因ではなく，自発的冠動脈解離（SCAD）という冠動脈の外側が出血してそれによって押しつぶされている状態です．これらは頻度が少ないですが，実際にはありうることです．動脈硬化による疾患ではありませんが，高血圧との関連性も指摘されており，その場合にはこれらを治療して予防するとよいでしょう．

　リスクを減らすことが，心筋梗塞につながるのですが，実はコレステロールは下げれば下げるほど予防効果が上がり，逆に副作用の少ない安心なターゲットでなのです．本書は以降その説明をしていきたいと思います．

Question 05

▶ 心筋梗塞を起こした冠動脈はどうなっていますか？

Answer

冠動脈に"プラーク破裂"が生じ，そこに血栓が形成されて詰まっています．

犯罪で亡くなった方を解剖し死亡原因を調べるのを法医学的手法といいます．テレビドラマなどでも「法医学」という言葉を耳にしたことはあると思います．一方，病気で亡くなった患者さんを解剖し，その病気の原因を突き止めていく方法を病理学的方法といいます．近代医学は「病気には原因がある」という原則をこの病理学的方法を用い，発展してきました．病理学的な手法は19世紀からで，近代医学はそこから始まったといっても過言ではありません．

さて，心筋梗塞の病理学的検討ですが，冠動脈が詰まった場所には「プラーク破裂」の所見を認めました．

ヒトの動脈構造

さて，プラークとは何か？を解説するために，ヒトの動脈の構造をまず理解しないといけません．動脈は内膜，中膜，外膜の3層構造をとっています．動脈硬化はこのうち内膜に起こる病的変化です．内膜は多くの動物には存在しません．霊長類，一部の爬虫類，一部の鳥類には内膜を認めます．動脈硬化は内膜に起こる病気ですから，内膜がなければ動脈硬化にはならないわけです．実は心筋梗塞で命を落とすのは人類だけで，さらにそれが人類の一番の死亡原因なわけですから，人類は進歩したといいながら，血管に関してはこの世で最もダメな生き物といっても過言ではありません．他の動物に比べてヒトの動脈がダメになる理由は2つあげられます．ひとつは動脈硬化のもとになる内膜がなぜか形成されてしまうこと，もうひとつはほかの動物に比べて血液中のコレステロールが高いことです．

I. 心筋梗塞

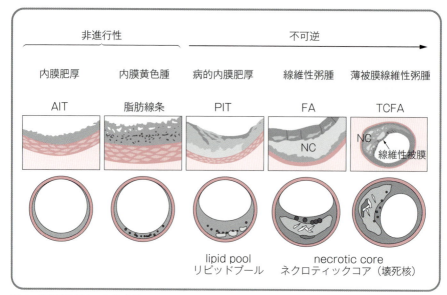

図1　冠動脈プラークの成長
(Arterioscler Thromb Vasc Biol 2000; 20: 1262-1275 を参考に著者作成)

動脈硬化はいつから起こる？

　ヒトの冠動脈における内膜の形成は，実は胎児のころに始まります．胎生20週，つまり妊娠5ヵ月程度の胎児ですでに内膜の形成を認める場合があります．出生時には3割から4割くらいには内膜があり，2歳時ではほぼ100%内膜を認め，20歳ではそれなりの動脈硬化がすでに起こり始めています．40歳くらいになれば実験動物では追いつけないくらいの動脈硬化になってきています．その間の変化は図1のように，内膜肥厚が起こり，その場所にマクロファージという貪食細胞が浸潤しコレステロールを食っていきます．これが蓄積しマクロファージは死んでしまい，壊死核という細胞のいない部位を形成するわけです．

"プラーク"，"プラーク破裂"とは？（図2）

　この壊死核を持つ病変をプラークといいます．この壊死核の表面の線維性被膜がさらに次第に薄くなり，数10ミクロンくらいになると弱くなり，何らかの刺激で破れてしまいます．これがプラーク破裂です．病理像では線維性被膜が破れ，そこを中心に血栓を形成しています．心筋梗塞全体の7割はこのプラーク破裂が原因です．

Question 05

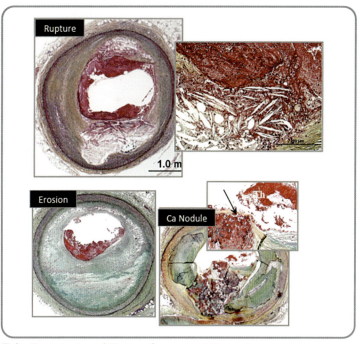

図2 Progression of Human Coronary Atherosclerosis
（中野将孝先生（東海大学循環器内科）より提供）
(Rupture; Nakano M et al. Circ Cardiovasc Imaging 2011; 4: 597-600)
(Erosion; Nakano M et al. Current concepts of plaque formation and the progression of atherosclerosis. Coronary Atherosclerosis: Current Management and Treatment. Arampatzis C, McFadden EP, Michalis LK, Serruys P, Virmani R (eds), Informa Healthcare)

ちなみに…その他の心筋梗塞の原因は？（図2）

　さて，次に多いのは「びらん」と呼ばれるものです．これはプラーク破裂がないにもかかわらず血管内に血栓を形成してしまうものです．血管内皮の異常や，冠攣縮などが背景にあると考えられています．これが全体の2割くらいです．
　第3の原因が石灰化結節と呼ばれるもので，血管石灰化とフィブリンが混在している病変です．血管の石灰化は病気の悪化なのか，修復の過程なのか様々な意見がありますが，石灰化結節が原因で心筋梗塞になっているのが全体の数パーセント存在しています．

＊　　＊　　＊

Ⅰ. 心筋梗塞

　心筋梗塞の原因の7割を占めるプラークというのはコレステロールの蓄積が主たる原因です．つまり，コレステロールが高いと心筋梗塞になりやすいというのはよくわかりますね．そうすると，心筋梗塞の原因となっている場所にたまっているコレステロールを減らしてやるということが心筋梗塞の予防になるというのも納得できると思います．

Question 06

心筋梗塞の死亡率・再発率は？

Answer

　PCI の普及により心筋梗塞の死亡率は約 10%以下になりました．再発率は，再発予防をしていても約 7%とされています．ちなみに，再発時の死亡率は初発時よりも高いです．

PCI の普及と死亡率の低下

　冠動脈インターベンション（PCI）が普及し，心筋梗塞の死亡率が減少しました．PCI 以前の時代には 1 ヵ月以内に約 30%死亡するとされていましたが，PCI により 3 分の 1 以下となり，現在では 10%以下に低下しています．PCI をできるだけ早く行い，虚血時間を短くすることがよい結果に結びついています．

　「そのほかのケアもよくなったので，本当に PCI が死亡率を低下させているのか？　実はほかに要因があるのでは？」という疑問をお持ちになる方もいるかもしれません．PCI は血管造影装置という電気がないと使えない装置が必要となります．2011 年の東日本大震災のとき，沿岸部の病院は停電となり，また津波で病院が水没し，血管造影装置が使えなくなりました．このときに運ばれた心筋梗塞症例には PCI が施行できず，やむをえず昔ながらの方法で治療をしたとのことです．するとこの時期の心筋梗塞の死亡率は 3 倍になったと現場にいた医師から個人的に聞いています．PCI ができないと心筋梗塞の死亡率が 3 倍になった，つまり PCI が死亡率を 3 分の 1 にしているということが違う形で示されたと思います．

死亡率が高いのはどんな症例か？

　PCI が施行できるようになっても，いまだに死亡率が高い症例は心原性ショックという状態になっている例です．心原性ショックとは，心臓のポンプ機能が低下し，全身に血液を送り出す力が著しく低下したために，全身の酸素不足，栄養不足などの状態になっている場合です．これは心筋梗塞の範囲が著しく広いことを示しています．私が医師になったころは，心原性ショックの心筋梗塞

I. 心筋梗塞

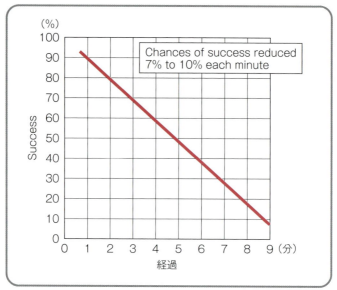

図1 心停止例に対しては除細動をしないと1分あたり，7%から10%死亡率が上昇する

(Circulation 2000; 102: I-60 より引用)

は100%死亡といわれていました．これもPCIができるようになり，死亡率は30～50%くらいに低下しています．それでも心原性ショックでなければ3～10%の間になりますので，かなり死亡率の高い集団となります．

さらに，心筋梗塞で最も死亡率が高いのは院外心停止となった例です．発症時にすぐに心臓が止まってしまう例で，気を失って倒れます．直ちに心臓マッサージやAEDを用いた除細動が必要ですが，除細動が1分遅れるごとに10%ずつ死亡率が上がっていきます（図1）．それでも，救急車が到着するまでの間に周りにいる方が心臓マッサージをしていると救命の確率が上がります．AEDという器具は画期的ですが，どこにでもあるというわけではなく，心臓マッサージという一見原始的な方法はいまだに重要な救命手技です．

再発率は高い？ 低い？

さて，心筋梗塞の再発率はどうでしょうか？ いったん心筋梗塞を起こした方は，総合的に動脈硬化になりやすい体質が証明されたことになります．一度起こした方の再発率は一般人口に比べて10倍とも80倍ともいわれています．日本

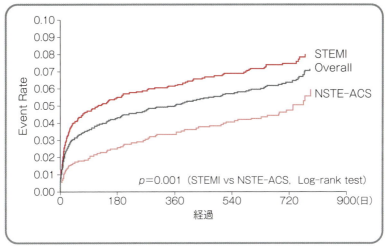

図2 急性冠症候群発症例の日本人における再発率
(Circ J 2013; 77: 934-943 より引用)

のPACIFICレジストリーという研究においては(Circ J 2013; 77: 934-943)，図2のように再発を認めますが，ST上昇型心筋梗塞では，1年で6.2%，2年で7.5%の方で再発を認めました．非ST上昇型ではもう少し少なく1年で3.3%，2年で4.8%の方で再発を認めました．そして，図2のように徐々に増えていくのも事実です．2度目の心筋梗塞では心機能がすでに弱っているため，1回目よりも死亡率が高いと考えられています．よって一度起こした方の再発を予防するというのは命を救うという意味において非常に重要です．この再発予防のことを「二次予防」といいます．心筋梗塞の二次予防は生命に直結するため非常に重要と考えられています．

* * *

心筋梗塞後は心臓の力が失われます．慢性的に心不全を合併する場合もありますし，梗塞巣がもとで心室細動などの致死的な不整脈を合併することもあります．やはり，心筋梗塞にならないこと，たとえなっても再発させないことは，患者さんの健康的な生活のために重要なことですね．

Ⅰ. 心筋梗塞

◆ Column ◆

② コレステロールだけじゃない！　炎症も動脈硬化の原因

　心筋梗塞の原因について，Question 05 では病理学的な面から述べました．さらに，別の角度から考察してみたいと思います．

　病気の原因を探る際には，動物実験などが行われますが，心筋梗塞に関してはヒトだけに発症し，動物には発症しないため，基本的に動物実験が難しいものです．マウスに LDL レセプターをノックアウトすると，大動脈にプラークが発生し，動脈硬化が起きますが，程度は軽く心筋梗塞にはいたりません．

　次の手法として，ヒトで著しく早く心筋梗塞を発症する集団はないのかと探す方法です．心筋梗塞は原則として中高齢の疾患ですから，たとえば 10 歳代で心筋梗塞になる人たちの特徴を調べる方法はどうでしょうか．10 歳代で心筋梗塞になるのは，ひとつが家族性高コレステロール血症（ホモ）と呼ばれる疾患の方たちです．これは，LDL レセプターというものが先天的に完全欠損している遺伝性疾患です．血液中のコレステロールが 600 mg/dL 以上という異常高値を示し，血液中の過剰なコレステロールが動脈に沈着し 10 歳代で心筋梗塞を発症します．もうひとつが，心臓移植後です．10 歳で移植をしたら 5 年後から 10 年後には動脈硬化がひどくなり心筋梗塞を起こした例が海外から報告されています．日本では心臓移植の件数が少なく，さらに小児の心臓移植の開始ができるようになったのは最近ですので，日本での報告はみかけませんが，米国の小児循環器医師と話をすると,「高校生なのに，ひどい冠動脈疾患だったよ」という話をしてくれます．臓器移植には移植免疫という，他人の臓器を拒絶する合併症があります．心臓移植の場合，心臓の筋肉に免疫反応が起きると心不全になってしまいます．そこで，免疫抑制薬を用いて何とかこの反応が起きないようにします．心臓の筋肉だけでなく，いっしょに移植される冠動脈にも何らかの免疫反応が起きることが動脈硬化を早期に発症してしまう原因と考えます．

　これらのことからわかることは，血液中のコレステロールと免疫システムによる炎症反応の 2 つが動脈硬化を著しく速く進展させる原因であるといえます．

　私自身は，米国シアトルのワシントン州立大学（University of Washington）に留学していました．この大学の Russel Ross 先生は「動脈硬化は炎症性疾患である」と述べられており，シアトルは炎症学説の総本山のようなところでした．私自身は動脈硬化研究においてこちらの学説を学んできたものであり，学術的にはコレステロールの研究者ではありません．3 年間の留学中に，たまたまテキサス州から LDL レセプターを発見しノーベル賞を受賞された Brown 先

生が講義にやってこられて，生講義を受ける機会がありました．非常に明快な講義で印象に残っています．今から考えるとコレステロールこそ動脈硬化の中心と考える Brown 先生が炎症学説の総本山である University of Washington に乗り込んできたというところで，かなり気合が入っていた講義だったと思います．

　治療の側からみれば，コレステロール低下に関しては，安全に低下させる方法がいろいろと開発され，心筋梗塞発症率低下を実際に諸外国で認められています．炎症を抑えることで動脈硬化を抑える治療はまだ始まったばかりで，少し遅れをとっています．2017 年の欧州心臓病学会でインターロイキンという炎症物質に対するモノクローナル抗体が有効という発表がされましたが，まだ臨床の現場には出てきておらず研究段階です．

　炎症学説派としては，ある意味悔しいですが，コレステロールに対する介入治療は安全で確実な治療ターゲットであります（図）．今では心筋梗塞患者さんを診る臨床医として働いているわけですが，冷静に考えてもコレステロール低下療法はお勧めできる治療法です．

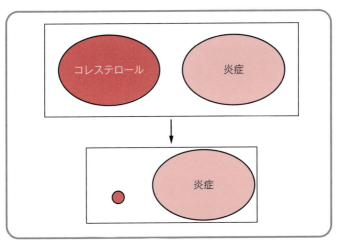

図　コレステロールを減らせばリスクは確実に半減できる

II
生体におけるコレステロール

Question 07

▶ コレステロールの体内での役割とその分布とは？

Answer

①ステロイドホルモン合成原料，②細胞膜の構成要素，③胆汁酸の原料，といった主に3とおりの使い道があります（図1）．細胞膜にあるため，全身に分布していますが，筋肉と脳が比較的多いです．

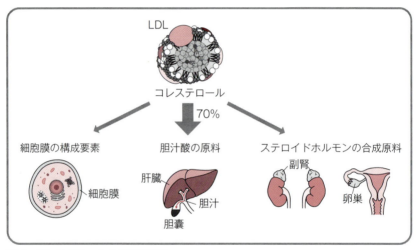

図1 コレステロールの主な使い道

　体内の最も代表的な脂質は中性脂肪と呼ばれるものです．体のなかではブドウ糖とならんで燃料としての栄養素として使いやすく，また同じ重量では体積がブトウ糖より小さいため生体は貯蔵用燃料として皮下脂肪や内臓脂肪などで体内に備蓄されています．ただし，もしものための備蓄も過剰になるとメタボリックシンドロームなどの健康を害する原因となるので，過食，運動不足には気をつけなければなりません．

コレステロールの体内での役割

コレステロールは中性脂肪と同じ脂質の仲間といっても，体内での使い道はまったく違います．基本的にコレステロールは燃料としては使用されません．たとえていえば，中性脂肪は石油で，コレステロールは石油からつくられたプラスチックみたいなものです．

コレステロールは中性脂肪や糖質の中間代謝物から合成され，体内では重要な役割を持った構成要素となっています．

コレステロールの体内での重要な役割として，3とおりの使い道があります．
①ステロイドホルモン
②細胞膜の構成
③胆汁酸

ステロイドホルモンの合成原料

［ステロイドホルモン］
○糖質コルチコイド（コルチゾール）：副腎
○鉱質コルチコイド（アルドステロン）：副腎
○黄体ホルモン（プロゲステロン）：卵巣
○卵胞ホルモン（エストロゲン）：卵巣
○男性ホルモン（テストステロン）：精巣

全身の臓器がLDLレセプターを介してLDLコレステロールを臓器に取り込みますが，レセプターの親和性が高いのは副腎と性腺です．ステロイドホルモン合成のために血液のLDLを取り込み利用しています．

細胞膜の構成要素

細胞膜は脂質二重膜で構成されていますが，コレステロールはその間に入り込み，細胞膜の硬さを保つことでその形態を維持します（図2）．神経細胞は2つの細胞で頭から足まで到達しますが，その細胞膜はコレステロールが形態を維持しています．したがって，全身のすべての細胞には，細胞の形を保つためにコレステロールが必要です．

胆汁酸の原料

胆汁酸は消化液のひとつです．脂質成分を取り込むために使われます．実は血液中のLDLコレステロールの7割は肝臓に取り込まれて胆汁酸の原料に使われま

II. 生体におけるコレステロール

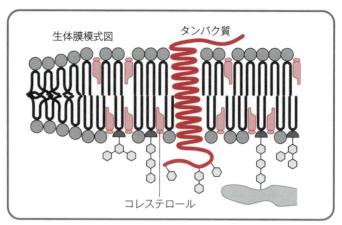

図2　細胞膜の構成
　　コレステロールは脂質二重膜の間に入り込み，膜の形状を安定させる．

す．肝臓はコレステロールを合成して血液中に供給するのですが，実は血液のコレステロールを利用する最大の利用者でもあるわけです．

コレステロールの体内分布

　コレステロールの体内分布は主に全身の細胞膜にあります．したがって，全身に一様に分布しているということになります．臓器別にみてみると図3のように，脳や筋肉などが全体の重量としては多いようです．

コレステロールは循環している？

　さて，全身のなかでコレステロールが循環しているのが，血液と胆汁になります（図4）．血液における循環は，肝臓から産生されたコレステロールが全身に分配され，そして不要な分は再び肝臓で吸収されるものです．もうひとつの循環が胆汁で，胆汁という消化液の主な成分はコレステロールから合成された胆汁酸です．胆汁酸は界面活性剤の役割を果たし，脂質を消化管から血液へ取り込む作用を助けます．胆汁も肝臓でつくられて，胆囊に蓄積され，十二指腸から消化管へ排出されます．そして腸から再吸収され肝臓へ戻り，再利用されます．

　おおよそですが，血液を循環しているコレステロールは10gくらい．胆汁として循環している量が4gくらいです．

　いったん消化液として十二指腸に排出されたコレステロールは，再び消化管から再吸収されます．再吸収されなかった分が糞便に排出される仕組みです．

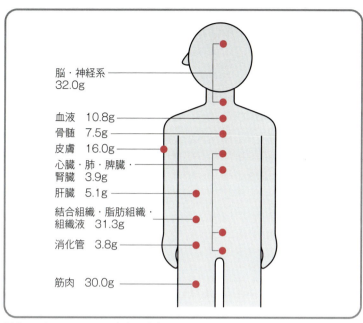

図3　コレステロールの全身の分布

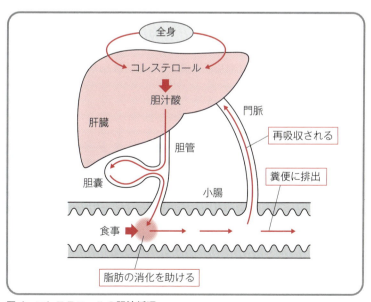

図4　コレステロールの胆汁循環

Ⅱ．生体におけるコレステロール

運動したらコレステロールは減りますか？

　中性脂肪は備蓄燃料ですから，体で燃やすしか減らす方法はありません．分解されたものは二酸化炭素と水となります．二酸化炭素は呼気として肺から体外へ排出されます．これを減らす最適な方法は，運動です．一方，使用済みとなったコレステロールはどうなるのでしょう．これは，肝臓から胆汁を通って，糞便に排出されるのがその処理方法となります．運動しても直接的にはコレステロールは減りませんが，その材料である中性脂肪が減り，また運動の多面的効果により心臓病を予防します．

◆ Column ◆

③ コレステロールの構造

　コレステロールの化学式は $C_{27}H_{46}O$，図の構造式に示します．ステロイド核と呼ばれる3つの六員環（図のA〜C）と1つの五員環（図のD）の構造を持ち，炭素で構成されていて水に溶けにくいため脂質に分類されています．しかし，いわゆる通常脂肪分と呼ぶ中性脂肪を構成する脂肪酸とはまったく異なる構造です．

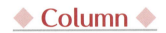

Question 08

血液を循環するコレステロールについてですが，油であるコレステロールは水である血液には溶けないのでは？

Answer

　コレステロールは油の一種で水には溶けません．一方，血液は水が主体です．したがって，コレステロールはそのままでは血液中に溶けません．そこでうまく溶けるような物質に包まれて流れています．

コレステロールはどうやって血液中で運搬されているのか？

　水に溶けないコレステロールは，水に溶ける包装紙で包まれているため運搬できると考えていただけるとよいと思います．ここでいう包装紙とは細胞膜のような脂質の膜のことで，それでコレステロールや脂肪酸など水に溶けない栄養分を包んでいるのです．

　また，包装紙の目印になるタンパク質がいろいろとあります．サイズも多様です．さらに，中身のコレステロールと脂肪酸の割合も様々にあります．表面の目印になるタンパク質とサイズから，血液中を流れるコレステロールが包装された状態が分類されています（図1）．つまり，タンパク質と油の成分が結合したものであり，リポタンパクと呼ばれます．

ApoB100 を表面に持つリポタンパク

　まず，肝臓で合成されて血液中に放出されるのは very low density lipoprotein（VLDL）です．サイズは大きいのですが，比重は小さいので very low density と呼ばれます．中身は中性脂肪のほうが多く，表面の膜には ApoB，ApoC，ApoE などのタンパク質があります．血液中を流れると毛細血管で中性脂肪が栄養として取られていくので，サイズは小さくなり，intermediate density lipoprotein（IDL）になります．IDL は VLDL よりもサイズは小さく，中性脂肪の比率が低く，コレステロールの比率が多くなっています．ただし，表面にはApoB，ApoC，ApoE が存在しており，包装紙の目印としては VLDL と同じ組

II 生体におけるコレステロール

29

Ⅱ．生体におけるコレステロール

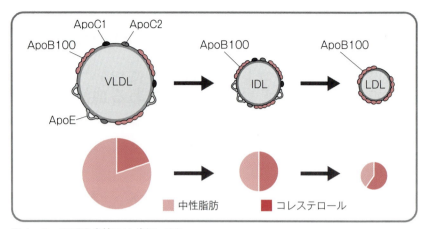

図1　ApoB100を持つリポタンパク
VLDLはサイズが大きく中性脂肪を多く含む．LDLはサイズが小さく中性脂肪が少なくなる．

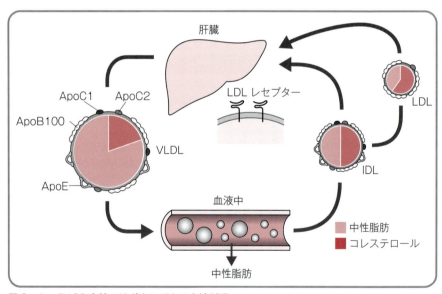

図2　ApoB100を持つリポタンパクの血液循環
肝臓からVLDLが合成され血液中に放出され，末梢で中性脂肪が栄養として採取される．

成です．さらに中性脂肪がとられて小さくなり，また表面の ApoC, ApoE がなくなり，ApoB のみになったものが low density lipoprotein (LDL) です（図 2）．LDL がいわゆる「悪玉コレステロール」と呼ばれるものです．

ApoA を表面に持つリポタンパク

　high density lipoprotein (HDL) コレステロールは，表面に ApoA1 というタンパク質を持つ粒子を指します（図 3）．サイズは LDL よりもさらに小さく，また比重が重くなります．HDL コレステロールはいわゆる善玉コレステロールと呼ばれます．末梢で過剰になったコレステロールを引き抜くことができるため，動脈硬化を防ぐ作用があります．引き抜いたコレステロールは CETP と呼ばれる酵素により LDL や VLDL に受けわたしされ，LDL を介して肝臓に戻ります．また一部直接肝臓にいき，スカベンジャーレセプターを介して，なかの成分を肝臓に返します．

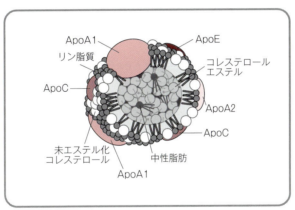

図 3　HDL コレステロール

カイロミクロン

　小腸でコレステロールや脂質を吸収した分を血液，リンパ管を通して運搬するときに形成されるものがカイロミクロンです．最も大きなサイズで（図 4），中性脂肪が多く含まれています．表面に ApoB48 というタンパク質を持っています．

Ⅱ. 生体におけるコレステロール

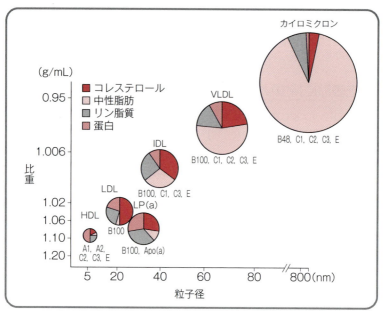

図4 リポタンパクのサイズ
(Curr Opin Lipidol 2015; 26: 169-178 を参考に著者作成)

Column ④

◆ **Column** ◆

④ LDL コレステロールの測定値について

本書内でも，「コレステロール」と「LDL コレステロール」が何度も出てきます．本文 Question 08 内で述べましたが，コレステロールは油の一種であるため水には溶けません．水である血液に溶けるためラッピングされた状態で，その包装紙の性質により VLDL，LDL，HDL などになって存在しています．では血液中の総コレステロールと LDL や HDL の関係はどうなっているでしょう．

総コレステロール＝LDL コレステロール＋HDL コレステロール＋0.2
×中性脂肪　　　　　　　　　　　　　　（式1）

移項すると
LDL コレステロール＝総コレステロール－HDL コレステロール－0.2
×中性脂肪　　　　　　　　　　　　　　（式2）

という式が成立します（ただし中性脂肪 400 以下の場合）．LDL コレステロールが悪玉のため，血液中の LDL コレステロールが動脈硬化管理の指標として用いられているのですが，LDL コレステロールの測定にばらつきが多いのではないかという懸念がありました．その理由は，LDL と類似の粒子径や類似の比重を持つレムナントや Lp（a）などの存在のためです．一方，総コレステロールや中性脂肪は分子ですので，割と安定して測定できることと，HDL は類似物質がないために誤差が少ないことから，上記式 2 を用いての計算が従来推奨されてきました．

non-HDL＝総コレステロール－HDL コレステロール　　　　（式3）

また式 3 で示した non-HDL という HDL 以外のコレステロールという考え方もあり，誤差の少ないもの同士で単純に引き算した数値で管理する方法もあります．

Question 09

LDL レセプターとは何ですか？

Answer

全身の細胞の表面に存在し，LDL コレステロールを細胞内に取り込む役割があります．つまり，コレステロールを全身が受け取るための受け取り係の役割を果たしているといえます．

LDL レセプターを発見したのは米国の Brown と Goldstein の 2 人の先生で，この業績から 1985 年にノーベル医学賞を受賞されました．LDL レセプターを先天的に欠損している方からその遺伝子を解析し，またその役割などを詳細に検討した業績が評価されました．また，LDL レセプターの異常が先天的にあると，中高齢で発症するはずの心筋梗塞が 10 歳前後で発症してしまうことから，心筋梗塞発症との強い関連が示されています．

LDL レセプターの働き（図 1）

LDL は血液のなかを流れるコレステロールの供給源です．全身の細胞はコレステロールを受け取るのですが，その方法は細胞膜表面にある LDL レセプターが血液中の LDL の ApoB100 と結合し，細胞内に取り込むというものです．細胞膜が陥凹して包み込むように大きな粒子を取り込むメカニズムはレセプターを介したエンドサイトーシスと呼ばれています．LDL が細胞内に取り込まれる主たる機序であり，全体の 7 割はレセプターを介して細胞内に入ると報告されています．

LDL レセプターは再利用されることが知られています．LDL レセプターと LDL が結合して細胞内に取り込まれると，LDL は細胞内で利用されますが，LDL レセプターはそのまま細胞膜に戻り，再び LDL を取り込む役割をするのです．およそ 12 分で 1 回転し，30 時間に 150 回ほど LDL の取り込みをするとされています．

LDL レセプターと血液中のコレステロール値の関係

Brown と Goldstein の研究から，LDL レセプターの数が血液中のコレステロール値を決める最も重要な因子であることが報告されています．血液中のコレ

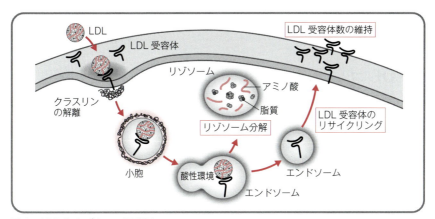

図1 LDL レセプターの再利用
(Cardiovasc Dis 2014; 107: 58-66 より引用)

ステロールは，食べ物から摂取すること，体内で合成することで上昇します．LDLレセプターの働きにより血液中のLDLを血液から除去することで減少します．これらのうち，LDLを除去する力が血液のコレステロールを決める重要な要素です．すなわち，除去する能力，つまり清掃能力が重要なのです．

LDLレセプターは脳以外の全身に存在します．よくLDLと結合する親和性が高い箇所は，副腎皮質や性腺などコレステロールからホルモンを合成する臓器です．また全身の細胞は細胞膜にLDLレセプターを有しています．しかし，全体の量という点では肝臓が最大の臓器になります．肝臓は血液中の7割のLDLと結合し肝臓内に取り込みます．したがって，肝臓表面のLDLレセプターの数は血液中のLDLを減らす最も大きな部位となります．肝臓はVLDLを合成し全身に分配すると同時にLDLを取り込んで血液中のコレステロールを減らします．

生まれつきLDLレセプターがない人がいる⁉

BrownとGoldsteinの研究のなかで，生まれつきLDLレセプターを遺伝性に完全欠損している人の細胞では，細胞外からコレステロールを受け入れることができないことが示されています．コレステロール欠乏になるかと思いきや，細胞ですごい勢いでコレステロールを合成していることがわかりました．したがって，この病気の人はコレステロール欠乏になることはありません．血液中のLDLコレステロールを掃除できないため，血液中に過剰にたまった分が血管に沈着し動脈硬化から心筋梗塞を発症することがわかっています．

Question 10

▶ LDL コレステロールの正常値を教えてください

Answer

一般的に LDL コレステロールの正常値は 70〜120 mg/dL の間とされています．120〜140 mg/dL が境界値，140 mg/dL 以上が異常高値です．

検診でコレステロール値がどのくらいになると，治療が必要か

検査の正常値というのは，正常な人の平均値です．

平成 26 年に人間ドック学会から LDL 検診基準値を引き上げる声明が出されました．コレステロールは男性 178 mg/dL まで，女性 30〜44 歳は 152 mg/dL まで，45〜64 歳は 183 mg/dL まで，65〜80 歳は 190 mg/dL まで，とする変更です．人間ドックは基本的に正常な方が受けるものですから，ほかのリスク（糖尿病，喫煙，肥満など）がない方での値と考えてよいと思います．コレステロールが単独で高いだけというリスクでは治療開始までは必要がないということです．

しかしながら，ほかのリスクが集積している方は 140mg/dL くらいでも治療開始の必要があります．コレステロールは心筋梗塞リスクの重要な一部ですが，すべてではありません．また，心筋梗塞を一度経験した方はコレステロールが高かろうと低かろうといかなる値でも，コレステロール低下療法にて再発率を低下させることが推奨されています．つまり，治療ターゲットとしては，コレステロールは安全で確実なターゲットといえます．血糖値や血圧は下げ過ぎると生きていけませんが，コレステロールは血液中で著しく低くても，各細胞で合成可能なため低過ぎる心配がないからです．そして，コレステロール値を下げれば下げるほど心筋梗塞リスクも下がることがわかっています．

生理学的な視点から捉えると…

一方，LDL レセプターの研究でノーベル賞を受賞した Brown と Goldstein は，LDL レセプターの基礎研究の方面から，生理学的な LDL コレステロールの正常値を提案しています．LDL レセプターは血液中の LDL 濃度が 2.5 mg/dL という

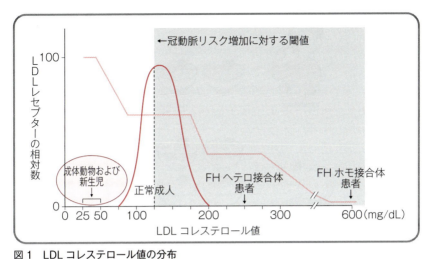

図1　LDLコレステロール値の分布
(Brown MS et al. Physiol Med 1985; 284-324 を参考に著者作成)

極めて少量から結合を開始します．レセプターと結合する物質の関係から，結合開始濃度の10倍あれば，それ以上取り込むことは無理なので，実は25 mg/dLあれば生体の細胞にとっては十分であると推論されました．ヒトでも生まれたばかりの新生児ではLDLコレステロールは25 mg/dLくらい（図1）．そのほかの動物でも25〜50 mg/dLくらいに分布する場合が多いです．そして，心筋梗塞という疾患はヒトに特異的であり，ほかの動物には発症しません．ヒトだけがほかの動物よりもコレステロールが高く，ヒトだけが心筋梗塞を発症する動物なのです．これらの観察からBrownとGoldsteinはヒトのLDLコレステロールの正常値は25〜60 mg/dLくらいであろうと予測しました．これ以上あっても，レセプターは受けとれないからです．

25 mg/dLもあれば十分？

たとえ話をすれば，25 mg/dLもあるとおなか一杯になるということです．普通はラーメン3杯もあればおなか一杯です．ラーメン12杯あったらどうでしょう．そんなには食べられません．残ったラーメンは食べられないので栄養になりませんね．BrownとGoldsteinの予言は，これ以上は食べられないのであとは余分であるといっているのです．この余分なものが血管に沈着して動脈硬化の原因になるのです．

II. 生体におけるコレステロール

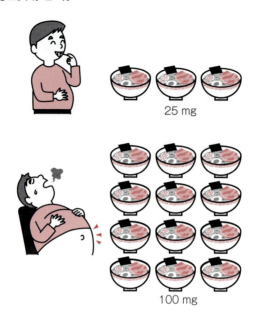

　ヒトは生まれたときには 25～60 mg/dL くらいのコレステロールで何ともありません．また，ヒト以外の動物でも LDL コレステロールはやはりそれくらいです．100 mg/dL 以上ある生物はいません．ライオンなどの肉食動物は肉しか食べていないのに，100 mg/dL を超えることはありません．動物が通常 25～60 mg/dL くらいで生きていて，コレステロール欠乏にはならないという観察も彼らの予測の根拠のひとつになっています．

　Brown と Goldstein はまだコレステロールを下げる方法のない 1980 年代にこの予測をしています．21 世紀になり治療的にコレステロールを下げることができるようになった現代，彼らの予測が正しかったかどうかを確かめる時期に来たといえると思います．

　この予測が正しければ 25～60 mg/dL が正常ということになります．ですから，たとえば LDL コレステロールが 30 mg/dL であれば，まだ全身の細胞の立場からいえば十分なコレステロール量があり，正常範囲ということになります．また，大規模な試験の結果でもコレステロール欠乏症という状態はまったく報告がありませんので，心配はいりません．

Question 11

▶ **コレステロールを下げ過ぎるとがんになるのでしょうか？**

Answer

「がん患者はコレステロールが低い」のは正しいですが，逆は真ならずで，「コレステロールを下げるとがんになる」というのは明らかな誤りです．

がん患者さんはコレステロールが低いことはよく知られています．薬も使っていないのに急にコレステロールが低下すると，医師はがんを疑います．「がん患者はコレステロールが低い」これは正しいです．では，なぜがん患者はコレステロールが低いのでしょうか？

なぜ，がん患者はコレステロールが低いのか？

がん細胞は，どんどん増殖して全身をむしばんでいきます．つまり増殖のスピードが速いことがひとつの特徴です．細胞分裂がこの増殖を支えているのですが，細胞分裂するためには細胞膜をどんどんつくらないといけません．これまで述べてきたとおり，細胞膜に必要な物質がコレステロールです．つまり，がん細胞はLDLレセプターを多く発現し，能動的にLDLコレステロールを取り込みます．そして増殖のための材料にします．がん細胞におけるLDLレセプターの能力は正常などの細胞よりも高いことが研究で調べられています．

もともとLDLレセプターとLDLの反応が最も親和性が高いのは副腎や性腺などのステロイドホルモンをつくる臓器で，第2位が肝臓です．しかし，がん細胞のLDLレセプターはこれらの正常な臓器と比べてもLDLレセプターの結合能力がさらに高く，血液中のLDLコレステロールはすべてがん細胞が取り込んでいってしまうのです（図1）．もちろん，末期がんで弱って栄養不良になっているというメカニズムもありますが，がんはより早期から正常細胞と競合して血液のコレステロールを奪っていくのです．がんというのはそれが増殖するために，巧妙な仕組みを持っています．

II 生体におけるコレステロール

II. 生体におけるコレステロール

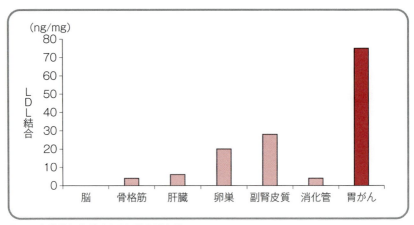

図1 各臓器におけるLDL結合親和性
数値が大きいほうがより多くのLDLと結合し，LDLコレステロールを細胞内に取り込む能力が高い．がんはLDLを取り込む能力が非常に高い．
(Proc Natl Acad Sci USA 1990; 87: 4369-3473 を参考に著者作成)

では，コレステロールを低下させるとがんが増えるのか

「がん患者はコレステロールが低い」ということが正しいのはよくわかりました．しかし，その逆命題である「コレステロールが低いとがんになる」というのは正しいのでしょうか？ 逆は真ではありません．今回の命題にもあてはまります．がんの発症に血液中のコレステロールや，治療としてのコレステロールの値の変化は関連を認めていません．実際，コレステロール低下療法は広く多くの方に行われてきていますが，コレステロールを下げてがんが増えたという報告はひとつもありません．

*　　*　　*

たとえ話にするならば「浪費癖のある人は貯金が少ない」というのは正しいと思います．その逆は「貯金が少ないと浪費癖になる」でしょう．これは正しくありません．

よって，「コレステロールを下げるとがんになる」は明らかな誤りです．一方「何も治療をしていないのに，急にコレステロールが下がったらがんを疑う」は正しいのです．この違いをおわかりいただけましたか？

Question 12

▶ コレステロールを下げ過ぎると認知症や脳の病気になりませんか？

Answer

　実は，血液中のコレステロールは脳へ運ばれることはありません．脳内で使う分のコレステロールは，すべて脳内で合成されます．そのため，血液中のコレステロールを下げ過ぎて認知症になるというのは誤りです．

　確かに，脳はコレステロールを多く含む臓器です．体全体の2割のコレステロールを保有しています．体重70kgの方は140gのコレステロールを持ち，そのうち2割ですので，約28gのコレステロールが脳内に存在します．

　神経細胞を含めすべての細胞の細胞膜は脂質二重膜で構成されています．それだけでは，たとえばシャボン玉のようなもので柔らかくて破れやすいものです．そこで，コレステロールの出番です．細胞膜の間に入り込んで，細胞膜の形を作り強化させる作用があります．特に神経細胞は軸索と呼ばれる長い足を出しています．頭のてっぺんから，足の先まで細胞2つでつないでいますので，長い足，その細胞の形を整えるのにコレステロールや役に立っています．最近の研究では脳内のコレステロール異常が，認知症，パーキンソン病などに関連があるのではないかと示唆されています．

脳血液関門とコレステロールの関係

　脳という臓器には，脳血液関門と呼ばれるバリアがあります．血液にあるすべての物質は脳へ通過するわけではありません．脳が必要としているものだけを選択して取り込んでいるのです．これは未知の毒物などを脳に取り込まないなどの生体防御のひとつと考えられていますが，脳に特有の構造です．LDLコレステロールは実は脳血液関門を通過しない物質です（図1）．つまり，血液中のコレステロールはまったく脳へ行くことができません．脳内ですべて必要なコレステロールを糖質から合成し利用しています．そして過剰な分は血液に放出しています．すな

Ⅱ．生体におけるコレステロール

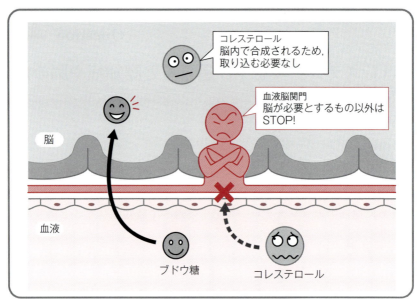

図1　血液中のLDLコレステロールは，一切脳に取り込まれない

わち，血液中のLDLコレステロールがゼロでも脳はまったく困らないのです．

脳内のコレステロールと血液中のコレステロールは別物

　脳内のコレステロールの問題は認知症になる可能性を示唆しますが，もともと血液中のコレステロールを脳は取り込まないため何の関係もありません．したがって，血液中のコレステロールを低下させることと認知症は，もともと何の関係もないのです．

　実際，臨床試験でも，血液中のLDLコレステロールを20 mg/dLまで低下させても認知機能には何の変化もないことが示されています．

　認知症になる高齢者は，全身状態の不良がありコレステロールは低い方が多いかもしれません．しかし，「血液中のコレステロールを下げ過ぎると認知症になる」というのは明らかな誤りです．血液中のコレステロールを脳はまったく取り込みません．

Column ⑤

◆ **Column** ◆

⑤ アルツハイマー病では血液中のコレステロールが低いと聞きました

　血液中の LDL コレステロールは，脳血液関門を通過せず，脳には一切入らないということを本文中で述べました．したがって，血液中のコレステロール値と脳のコレステロールには一切関連がなく，脳内コレステロールはすべて脳内で合成されます．血液中のコレステロールはゼロでも脳は困らないはずです．

　一方，疫学調査をするとアルツハイマー病では血液中のコレステロールが低い (Neurology 2000; 54: 2356-2358) との報告があります．このことから治療によりコレステロールを低下させるとアルツハイマー病になるのではと心配される患者さんがおられるのも事実です．この点でも「逆は真ならず」なのですが，この質問にはどう答えたらよいでしょうか？

　以下は私の個人的な意見で正しいかどうかは今後の証明に委ねますが，患者さんには理解しやすいと思いますので紹介します．脳はコレステロール合成臓器です．取り込むのはグルコースのみで，グルコースからコレステロールを合成し，過剰生産した分は血液中に放出します．アルツハイマー病は脳が萎縮したり，脳の仕事が落ちたりする疾患ですから，その機能の一部であるコレステロール合成も低下し，血液中に放出するコレステロールも結果として減少するのです．したがって，アルツハイマー病でコレステロールが低いのは病気の結果であって，原因ではありません．血液中のコレステロールを糞便中に排出させることで血液中の LDL を低下させるスタチンや PCSK9 阻害薬などの治療でアルツハイマー病を発症することはないのです．

　実際にコレステロールが高いほうがアルツハイマー病になりやすく，スタチンによるコレステロール低下がアルツハイマー病予防に関しては有効という報告がありました．その後のメタ解析では予防効果に差はなかったという報告もありますが，少なくともスタチンでアルツハイマー病が増加したという報告はありません．また，PCSK9 阻害薬で LDL コレステロールを 30mg/dL というレベルまで下げても認知機能はまったく低下しませんでした．

　「認知症が過去に比べて増加したのはスタチンのせいだ」という乱暴な意見がありますが，これはまったくの誤りです．根拠となるデータはありません．日本において認知症が増加しているのは事実ですが，これは医学全般の進歩で認知症を発症する高齢まで生きられるようになったということによるのではないでしょうか．織田信長の時代のように人間五十年でほとんどの人が亡くなるとすれば，今でも認知症は少ないと思います．せっかく長生きできるように医学が進歩したわけですから，健康寿命を延ばすために認知症の予防と治療に関する医療がさらに発展することが必要なのでしょう．少なくとも血液中のコレステロール低下療法と認知機能，アルツハイマー病とは一切関連がありませんので，患者さんには安心して治療を継続することをお勧めください．

Ⅱ 生体におけるコレステロール

43

Question 13

▶ コレステロールを下げ過ぎると脳出血が生じないか心配です

Answer

血圧管理をしっかりしていればコレステロール低下療法による脳出血の心配はありません.

「戦後日本では，コレステロールが低く脳出血がとても多く発症しました．その話を聞くとコレステロールを下げると脳出血になるのではないかと心配です」と言われる方がいます．脳出血は大変な疾患です．もちろん心配です．

脳出血のリスクとして問題なのはコレステロール？　血圧？

さて，戦後日本の低栄養時代は，コレステロールが低く，一方塩分摂取量が多いため高血圧にかかっている方が多数いました．このうち，コレステロールが低いことと，血圧が高いことはどちらが脳出血の原因なのでしょうか？

様々な研究の結果から，高血圧を治療すると脳出血の発生を予防できることがわかってきました．これは世界中の専門家が認めている明らかなことです．したがって，「脳卒中治療ガイドライン2015」においても高血圧の治療こそが脳出血予防で第一に行われるべきことであると定義されています．

逆に低コレステロールを補正することにより脳出血を減らすことができたという成績はひとつも認められず，低コレステロールは高血圧と合併してはじめて脳出血のリスクであることも示されています．

一方，過剰な飲酒は脳出血のリスクです．過剰飲酒は肝障害をきたしコレステロールを低下させる作用があり，過剰飲酒例ではコレステロールの値にかかわらず脳出血の頻度が上昇したとされています．これもコレステロールと脳出血は関係ありませんでした．

コレステロールを低下させる治療は脳出血に関連するか

では，コレステロールを下げる治療で脳出血は増加したのでしょうか？　2万例

44

を超える臨床試験データを合わせて解析するメタ解析という手法にて，コレステロール低下療法では脳出血は増加しないと報告されています（Stroke 2004; 35: 2902-2909）．一方，SPARCL という前向き無作為試験では，脳梗塞予防にて 80 mg アトルバスタチン（日本では使用できない多量）で脳出血がわずかに増加したという報告があります．しかしながら，その試験においても脳出血増加分よりもコレステロール低下療法による脳梗塞や心筋梗塞の減少率が多く，患者さんにとっての全体の利益はより多かったといえます．そのため，脳梗塞予防にはコレステロール低下療法が推奨されると結論されました．脳出血が増加したのはたぶんこの試験のほかごく少数で，その他多数の試験において，脳出血は増加していません．

　さらに，最近報告された FOURIER 試験という心筋梗塞の予防に PCSK9 阻害薬を用いて LDL コレステロール 30 mg/dL 以下まで下げる試験では脳出血の増加はありませんでした．

＊　　　　＊　　　　＊

　これらを総合すると，血圧管理をしっかりしていればコレステロール低下療法による脳出血の心配はありません．心筋梗塞のハイリスク症例においては，コレステロール低下による心筋梗塞リスク低下の利益が大きく，脳出血のリスク増加はあったとしてもごくわずかであり，総合的にリスクとベネフィットを考えれば，コレステロール低下療法が推奨されます．

　一方で，脳出血既往があり，心筋梗塞や動脈硬化のリスクが低い方では，コレステロール低下療法で総合的にベネフィットを得られないことがあります．この場合にはコレステロール低下療法は推奨されません

Question 14

▶ コレステロールを下げ過ぎると死亡率が上昇してしまうのでは？

Answer

もともとコレステロールが低い方は基礎疾患のため死亡率が高いと報告されています．しかし，治療として，また生活習慣の努力としてコレステロールを低下させることでは死亡率は増加せず，逆に低下します．

コレステロールが低過ぎる人は死亡率が高いは事実

血液中コレステロール値の観察調査から，総死亡率は，コレステロールが高過ぎる人で高く，また低過ぎる人でも高いです．このグラフはJカーブ現象とも表現されています．つまり，中くらいの方が最も長生きします（図1）．

内訳をみてみましょう．心臓死はコレステロールが一番高い人と一番低い人に多いです．これは高い人には心筋梗塞が多く発症し，低い人には心不全で低栄養

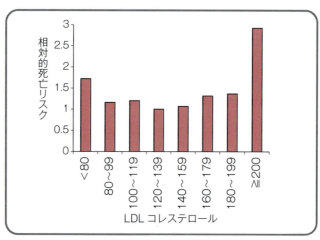

図1 血液中LDLコレステロールと相対的死亡リスク（J-LIT研究）
（Circ J 2002; 66: 1087-1095 より引用）

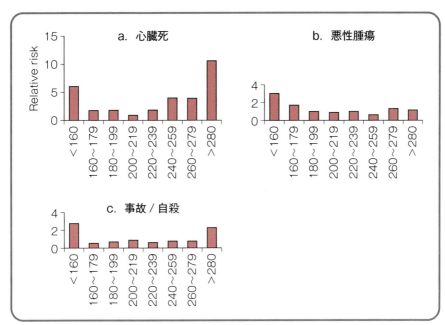

図2 血液中LDLコレステロールと各死亡原因による相対リスク
(Circ J 2002; 66: 1087-1095 より引用)

となってしまった方が多く含まれるためと考えられます（図2a）．一方がんによる死亡は最も低い人に多いです（図2b）．がん細胞は能動的にコレステロールを取り込むために血液中のコレステロールは低下します．よってコレステロールが低いというのはがんがあるということの指標でもあります．ただ，誤解のないように，一生懸命治療としてコレステロールを下げたからといってがんになるわけではありません．がんが体内にあるとがん細胞が能動的にコレステロールを取り込むために血液中のコレステロールが下がるのです．また，自殺・事故では，やはりコレステロールが高い人と低い人に多いようです（図2c）．うつ病は重度になると，がん並に低栄養になる疾患ですが，その低栄養によりコレステロールが低下していると思われます．

　これらから，コレステロールが低くて予後が悪い原因は，心不全，がん，うつ病などの基礎疾患の結果としてコレステロールが下がっているためであり，コレステロールが低いというのはこれらの結果であります．これらは，観察値であり，治療として下げることとは関係なく，もとの値が低い方たちの話です．

Ⅱ．生体におけるコレステロール

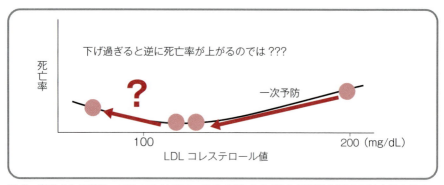

図3　患者さんの質問：LDLコレステロールを120から80に下げると死亡率は上昇するのでは？　→これは実は誤りです

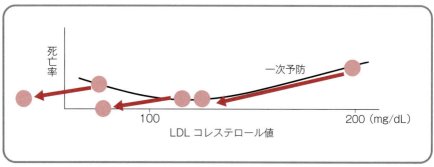

図4　いかなる値からでもコレステロール値を下げれば死亡率を減らします
　　→こちらが正しいです

治療として下げた場合は死亡率が逆に低下する！？

　では，一次予防がJカーブなら，120から80に低下させたら死亡率は上昇するのではないか？と質問を受けることがあります．この質問はなかなか鋭い質問です．一次予防曲線がJカーブであるならば，LDLコレステロール120 mg/dLくらいまで下げるのはよいですが，それ以下の値にするのは逆に死亡率が上がるはずであると患者さんが主張されています（図3）．

　従来行われてきたLDLコレステロール120 mg/dL，もしくは100 mg/dLを目標として数値をコントロールするというのは，この考えに基づいているといってもよいでしょう．しかしながら，これは正しくありません．いかなる値からでもLDLコレステロールを低下させれば死亡率は下がります（図4）．

48

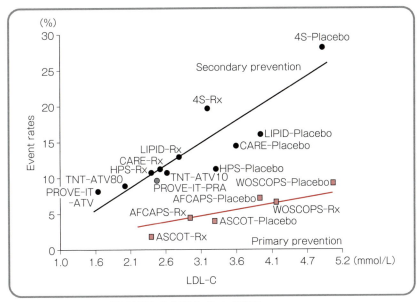

図5 コレステロール低下療法と心血管イベントの低下
黒色の線が二次予防,赤色の線が一次予防例でLDLコレステロールを下げたときのリスクを示している.直線状にリスクは低下する.
(Circulation 2004; 109: II-42 より引用)

実際のデータをみてみたいと思います.

まず,一次予防曲線は観察値であることに注意が必要です.もともとのLDLコレステロールの値と死亡率の関係を調べたもので,治療として下げるということと,もともと低いということは別物と考えます.

実際に一次予防でのスタチンというコレステロール低下薬を用いた研究では,もともとの値がいくつであってもコレステロール低下により心筋梗塞発生率は低下しました(図5).そしてコレステロール低下による死亡率上昇は一切認めませんでした.

コレステロールは高いほうが長生きする?

「高齢者ではコレステロールは多少高いほうが長生きする」といわれることもありますが,これは栄養状態がよいことを指しています.高齢者の筋力低下,るい痩などが問題となっています.筋力低下から転倒により骨折や頭部外傷の脳出血,誤嚥による肺炎などが多くの死亡原因となっています.運動習慣がありきちんと

Ⅱ. 生体におけるコレステロール

食事をしている方はある一定のコレステロール値があります．同じ高齢者でも栄養状態がよく，足腰がしっかりしている人の方の生命予後がよいということです．こういうコレステロールが高い丈夫な高齢者にさらに治療としてコレステロール低下療法を行えば，コレステロール値は低下しますが，間違いなくさらに長生きします．

＊　　　＊　　　＊

　コレステロールは栄養状態の指標であり，適切な栄養状態である中庸が最もよいことになります．一方，治療ターゲットとしてコレステロールは，効果が高く安全に介入できるターゲットでもあるのです．コレステロールのもとの値がいくつでも，低下療法で確実に心筋梗塞発生率は減少します．

　（詳しくは「Ⅲ章．コレステロールと心筋梗塞の予防」で解説します）

Ⅲ

コレステロールと心筋梗塞の予防

Question 15

▶ 心筋梗塞予防のためのコレステロール低下療法の原則は何ですか？

Answer

コレステロールを下げたら下げた分だけ心筋梗塞再発率が低下します．LDL コレステロール 1 mmol（38 mg/dL）の低下により心筋梗塞発生率が約 2 割から 3 割減ります．また，どの程度低下させるかは各国の学会によるガイドラインを参考にします．

下げたら下げた分だけ心筋梗塞再発は減少

図 1 は CTT collaborator という世界的なコレステロール研究グループの報告ですが，コレステロールが減少した分だけ心筋梗塞発生率が減るという仮説の源になっているものです．そして，コレステロールを低下させる方法は問わないの

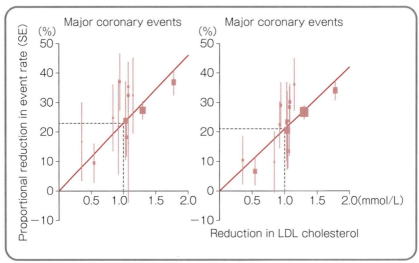

図 1　血液中の LDL コレステロールを下げた分だけ心筋梗塞が正比例の関係で減少する
（Lancet 2005; 366: 1267-1278 より引用）

です．いかなる薬を使っても1 mmol (38 mg/dL) の低下で2割から3割減少するというものです．下げた分だけ比例関係で心筋梗塞発生率は低下します．そして，それはもとの値とは関連がないことになっています．もともと，高くても低くても38 mg/dL下げれば2〜3割減少するのです．そして，下げたら下げた分だけ心筋梗塞発生率は下がります．

CTT collaboratorは，すべてのコレステロール低下療法の試験は図1の正の相関上にあてはまると豪語しており，そして今のところそれは正しいといわざるを得ません．

これが治療の大原則となります．

各国のガイドラインにみるコレステロール低下の目標（図2）

各国の学会が，診療の心得としての位置づけで代表的な治療法を示しており，ガイドラインと呼ばれます．心筋梗塞予防のためのコレステロール低下の目標に

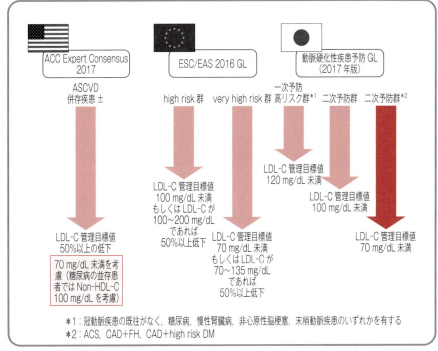

図2 米・欧・日のLDLコレステロール管理目標値
（各国ガイドラインより著者作成）

Ⅲ．コレステロールと心筋梗塞の予防

ついてガイドラインではどのように記されているのでしょうか？

　米国においては，50％以上の低下が推奨されています．欧州においては，ハイリスク群で 100 mg/dL 未満もしくはもとの値が 100～200 mg/dL の場合には 50％以上の低下となっています．すなわち，もとの値が 120 mg/dL であれば 60 mg/dL が目標値ということになります．超ハイリスク群では，70 mg/dL 未満もしくはもとの値が 70～135 mg/dL であれば 50％以上の低下となっています．すなわち，もとの値が 80 mg/dL の方は 40 mg/dL を目標とすることになります．一方，日本のガイドラインでは，二次予防で 100mg/dL 未満，二次予防のなかでの超ハイリスク群（急性冠症候群，家族性高コレステロール血症を伴う冠動脈疾患，糖尿病を伴う冠動脈疾患など）においては 70mg/dL 未満を目指すとなっています．

Question **16**

▶ **心筋梗塞を発症したことのある患者さんのコレステロール値が正常値より低い場合，薬を減らすべきでしょうか？**

Answer

　心筋梗塞の再発予防の観点では，コレステロール値の正常値（120 mg/dL）まで下げても不十分といえます．下げれば下げるほど再発リスクも下がります．また，ハイリスク例の二次予防は70 mg/dL未満を目標とするとされており，75 mg/dLでは，薬を減量してはいけません．

　あなたは，心筋梗塞後の患者さんを診ることになりました．前医の処方でコレステロール値を下げていますが，今回の採血では75 mg/dLと，正常値（120 mg/dL）より低過ぎる結果でした．この場合，薬を減らすべきでしょうか？

■ 二次予防でのコレステロール値の捉え方

　心筋梗塞を過去に発症した方の再発予防を二次予防といいますが，二次予防の場合はコレステロール値をどう管理するべきでしょうか？　二次予防の場合には一般の方たちと比べて心筋梗塞の発生率は同じコレステロールの値でも10～80倍高いといわれています．これらの方には，もちろんコレステロール低下薬で治療介入しますが，コレステロール値は下げれば下げるだけ心筋梗塞の再発率は低下していきます．これは正比例の直線関係となります．Question 15で述べたようにCTT collaboratorsという世界のコレステロール研究をリードしているグループの仮説によると下げれば下げるほど再発率は低下します．彼らによれば，今までのすべての研究はこの正比例の関係に合致しているとされています．

■ 二次予防では「120 mg/dL」は不十分⁉

　図1に示すように，一次予防の場合には，もともとLDLコレステロール値が190 mg/dLの方を運動や生活習慣の改善などにより120 mg/dLに下げられれば

Ⅲ　コレステロールと心筋梗塞の予防

55

Ⅲ．コレステロールと心筋梗塞の予防

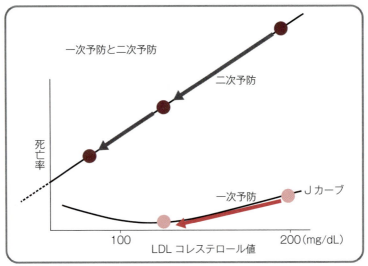

図1　二次予防におけるリスク低減の考え方

心筋梗塞のリスクは減ります．二次予防の場合にはLDLコレステロール値190から120 mg/dLに下げればリスクは減りますが，75 mg/dLまで減らせばもっと減るわけです．

心筋梗塞の既往があって，治療としてコレステロールを下げている場合は，図1のグラフをみると，120 mg/dLでは不十分なことがわかりますね．

Question 15で述べたガイドラインと比べてみると，欧米のガイドラインではもともとの値の50%減少を目指しましょうとなっていますし，日本のガイドラインでも2017年に改訂され，100 mg/dL以下を目指すものの，ハイリスク例は70 mg/dL未満を目標にすると記載されました．

低過ぎることへの心配

よく，低いのにまだ低下させる必要があるのか？と，スタッフから心配されることがありますが，心筋梗塞後ではコレステロールの値は再発率と直結しますから，薬を減量すれば再発率は上昇します．70 mg/dL以下までさらに下げることもガイドラインでは認められるようになりました．また，Question 10で述べたように血液中のコレステロールは全体の1割で25 mg/dLもあれば体のコレステロールの供給量としては十分なのです．下げれば下げるほど心筋梗塞率が下がり，なおかつ下げても心配のない安全な治療ターゲットなのです．

◆ Column ◆

⑥ そんなに予防したら PCI（冠動脈インターベンション）件数が減るでしょう？

　私は，冠動脈インターベンション（PCI）に長く携わってきました．すでに特許は切れましたが，自分の名前のついた IKARI カテーテルというガイディングカテーテルの開発にも携わりました．心筋梗塞予防に関しても活動していますが，皆様から予防してしまったら PCI の件数が減って困るのではないですか？と心配されることがあります．「せっかく先生のつくったカテーテルが使われる機会が減るのでは？」とか，「PCI の件数が減ると病院のランキングが下がるのでは？」とかです．

　確かに，マスコミでは PCI などは，件数が多いほどよい病院といわれます．また，病院の経営者からはたくさん PCI をするほうが経営に貢献しているとほめられます．ただし，患者さんの立場ではどうでしょうか？　やはり心筋梗塞が再発すれば命にかかわります．そんなのはいやですね．

　私は現在ともに働く医師には，「患者さんにとって最もよいことをすること」を第一のプライオリティにするように指導しています．病院の儲けも，マスコミの評価もそれは第二である．患者さんの立場こそ第一であることを考え，一生懸命勉強すること．そして，若手が自分で考えてこれがよいと思うことには，どんどんやってもらうことです．

　私は信念をもって心筋梗塞の予防をやっていますが，PCI の件数は減っていません．心底，心筋梗塞で命を落とするのを減らしたいと切に願っていますが，まだまだこの程度の活動では不十分ということです．皆様とともによりよい医療を考えていかなければいけません．

IV

家族性高コレステロール血症とPCSK9の発見

Question 17

家族性高コレステロール血症とは何ですか？

Answer

LDL レセプターの機能が遺伝子的に失われているため，血中の LDL コレステロール値が異常に高い疾患です．

家族性高コレステロール血症（familial hypercholesterolemia：FH）という疾患があります．血液中の LDL コレステロールが異常に高く，若年で心筋梗塞を発症します．これは，LDL レセプターの機能が遺伝子レベルで失われている場合に起こります．

遺伝子は父と母から一対でもらい，分裂時にみられる染色体はヒトの場合は 46 本あります．LDL レセプターも父，母からひとつずつもらっています．片方が悪く，片方が正常な場合をヘテロ，両者が悪い場合をホモといいます（表1）．

表1　家族性高コレステロール血症

	ホモ接合体	ヘテロ接合体
発症頻度	100 万人に 1 人	500 人に 1 人
コレステロール値	血清総コレステロール値 600mg/dL 以上	未治療時の LDL コレステロール値 180mg/dL 以上
特徴	新生児より高コレステロール血症が認められ，若年期より心筋梗塞などの冠動脈疾患のリスクが高い	心筋梗塞などの冠動脈疾患のリスクが健常者に比べ高くなる

（日本動脈硬化学会．動脈硬化性疾患予防のための脂質異常症治療ガイド 2013 年版改訂版を参考に著者作成）

FH になる頻度は…

ヘテロの場合，両親のいずれかがヘテロ接合体であると，2 分の 1 の確率で正常もしくは FH ヘテロになります．約 500 人に 1 人存在するといわれ，頻度の多い疾患といわれています．

一方，ホモの場合は，両親がヘテロであることが必要で，その子に 4 分の 1 の確率でホモ，2 分の 1 の確率でヘテロ，4 分の 1 の確率で正常となります．ホモに関しては非常に頻度が少なく，100 万人に 1 人といわれています．

Question 17

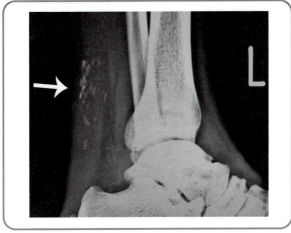

図1 家族性高コレステロール血症ヘテロのアキレス腱X線写真

アキレス腱が17mmと著しく肥厚し，さらに石灰化も認める．アキレス腱は9mm未満が正常．

診断はどうやって行う？

　ヘテロに関して，症状は，血液中のコレステロールが高いこと，腱黄色腫があることなどです．そして，家族歴に若年性冠動脈疾患（男性55歳未満，女性65歳未満）が認められます．診断基準も①コレステロール高値，②腱黄色腫もしくはアキレス腱肥厚（図1），③若年性冠動脈疾患の家族歴の3つのうち，2つを満たせば診断できることになっており，染色体や遺伝子検査は不要とされています（表2）．

　ホモの場合は非常に頻度が少ないですが，出生時よりコレステロールが高く，小学校低学年から腱黄色腫，10歳代で心筋梗塞を発症します．

表2　FHヘテロ接合体の診断基準

成人（15歳以上）FHヘテロ接合体診断基準
1. 高LDLコレステロール血症（未治療時のLDLコレステロール180mg/dL以上）
2. 腱黄色腫（手背，肘，膝などの腱黄色腫あるいはアキレス腱肥厚）あるいは皮膚結節性黄色腫
3. FHあるいは早発性冠動脈疾患の家族歴（2親等以内の血族）
小児（15歳未満）FHヘテロ接合体診断基準
1. 高コレステロール血症：未治療時のLDLコレステロール値≧140mg/dL （総コレステロール値≧220mg/dLの場合はLDLコレステロール値を測定する）
2. FHあるいは早発性冠動脈疾患の家族歴（2親等以内の血族）

（日本動脈硬化学会．動脈硬化性疾患予防のための脂質異常症治療ガイド2013年版改訂版を参考に著者作成）

Ⅳ. 家族性高コレステロール血症と PCSK9 の発見

治療法は？

　遺伝性疾患といわれるととても恐ろしい気がしますが，ヘテロに関しては適切な薬物治療を行うことで健康な生活を送ることができます．最近では特効薬ともいえる注射薬も開発されました．早期診断，早期治療が大切です．

　ホモの場合は，いまだに治療が難しいですが，新しい治療薬が開発されています．また，ホモの場合には難病に指定されていますので，難病申請にて医療費の補助があります．

＊　　　＊　　　＊

　生まれつき LDL レセプターが半分になった状態が FH ヘテロです．また LDL レセプターがないのが FH ホモとなります．

　家族性高コレステロールがヒトにおいてコレステロールが著しく高い値を示すことから，LDL レセプターによる LDL の血液からの除去が血液中のコレステロールの値を決める重要な要素であることもわかります．

◆ Column ◆

⑦ 家族性高コレステロール血症ホモはコレステロール過剰？ それとも欠乏？

　家族性高コレステロール血症ホモは，血液中のLDLコレステロールが異常に高い状態になります．しかし，よく考えてみてください．この病気の本体はLDLレセプターがないことです．つまり，血液からコレステロールを受け取ることができないので，受け手側である細胞の立場でいえば，コレステロールがまったく来ない，つまり血液のコレステロールがないのと同じ状態なのです．そして行き場のないコレステロールが血液中にごみのようにたまっているわけです．しかしながら細胞にコレステロールの供給がなくてもこの疾患の方はコレステロール欠乏症にはなりません．細胞内でかなりの勢いで合成できるためです．そして，血液中にあり余ったコレステロールが動脈に沈着し動脈硬化を引き起こすのが疾患の病態となります．よって，極端なことをいえば血液中のコレステロールはゼロでも，全身にコレステロール欠乏症は起こさず問題ないのであろうと考えられます．

Question 18

▶ 家族性高コレステロール血症の自然歴は？

Answer

家族性高コレステロール血症の患者さんは生後から血中コレステロール値が高く，動脈にも沈着するため動脈硬化が起こります．そこから，ホモの場合は 10 歳代で，ヘテロの場合は男性で 30 歳代，女性で 40〜50 歳代で冠動脈疾患を発症します．

■ 自然歴は

家族性高コレステロール血症の自然歴ですが，生まれたときから血液中のコレステロールが高く，手背の腱やアキレス腱などにコレステロールが沈着し肥厚します．また，動脈にも沈着するので動脈硬化が起こります．最初に悪くなる血管は冠動脈です．よって最初は冠動脈疾患，すなわち狭心症や心筋梗塞が発症します．これらの疾患は高齢者に発症するイメージがありますが，ホモの場合は 10 歳代で，ヘテロの場合は男性で 30 歳代，女性で 40〜50 歳代で発症します（図1）．喫煙や糖尿病などそのほかのリスクファクターがあるとさらに若くして冠動脈疾患を発症します．

■ では，どう対応する？

若いうちから，コレステロール低下療法を行うとその悪化の速度を遅くすることができます．家族性高コレステロール血症の場合は，早期から介入するべきと考えられています．

また，若いときに心筋梗塞を発症した方は，家族性高コレステロール血症の鑑別診断を一度受けるべきと思います．Question 17 に述べたように，診断に必要な検査は，家族歴の聴取，血液中のコレステロール値，アキレス腱の X 線ですので，比較的簡単に診断が可能です．

■ 一度心筋梗塞を発症した場合の経過は？

心筋梗塞は最初の発作で死亡する可能性も当然ありますが，PCI などにて生存

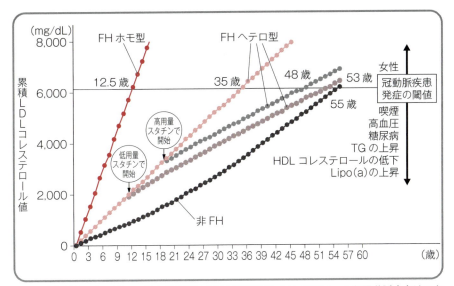

図1 家族性高コレステロール血症患者における累積LDLコレステロールと冠動脈疾患リスク（無治療・早期治療・強化治療）（海外データ）
（Eur Heart J 2013; 34: 3478-3490 を参考に著者作成）

した場合にはその後どのような経過になるでしょうか．

その後10年くらいで，次は大血管や脳卒中などの疾患を合併します．大動脈解離，大動脈瘤や脳卒中などです．心疾患のみならず，血管疾患によるのも非常に多い病態です．

治療に関しては，スタチン治療が第一で，そのほかのコレステロール低下薬，最近ではこの後に述べるPCSK9阻害薬がよい適応です．それでも高い場合には血液浄化療法（アフェレーシス）という方法もあります．きちんと対応すれば，心筋梗塞などの心血管疾患は予防可能となりつつあります．

Question **19**

▶ 第2, 第3の家族性高コレステロール血症とは何ですか？

Answer

　LDL レセプターの欠損以外の原因による家族性高コレステロール血症があります．第2のものは LDL レセプターが結合するはずの LDL 側に問題があるもの，第3のものは PCSK9 という LDL レセプターを早期に壊してしまう物質により LDL レセプターが減少してしまうものです．

　LDL レセプターの欠損が家族性高コレステロール血症の原因であると述べましたが，ではその他のタイプの家族性高コレステロール血症はないでしょうか？　臨床的な診断で家族性高コレステロール血症と診断されたものの，原因を追究したら LDL レセプターの異常ではなかったという疾患が発見されています．

第2の家族性高コレステロール血症とは？

　これは，LDL 側に問題がある場合です．LDL は Question 08 で述べたように大きな粒子で多くの分子を含みます．特徴となるのが ApoB100 というタンパクで LDL 粒子の表面にあります．LDL レセプターはこの ApoB100 のある部分を認識し特異的に結合するのですが，この ApoB100 に変異があって LDL レセプターが認識できないと，LDL と LDL レセプターが結合できません．つまり，LDL レセプターは正常に存在するにもかかわらず，ApoB100 の異常のため LDL レセプターと LDL が結合できないということになります．そのため，LDL を取り込めず血液中の LDL が著しく上昇します．

　LDL に関しては，レセプターに認識される部位以外は通常どおりの LDL です．LDL レセプターにより血液中より排除されないため，著しい LDL コレステロール高値をとることになります．LDL レセプター異常の第1の家族性高コレステロール血症と同じく，若年による動脈硬化発症が起こります．

　ただし，この ApoB の異常による家族性高コレステロール血症は日本にお

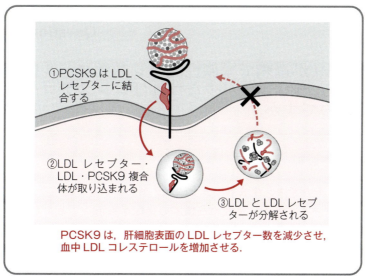

図1 PCSK9によるLDLレセプター再利用の阻害
(Arch Cardiovasc Dis 2014; 107: 58-66 より引用)

いては1例もみつかっていません．

第3の家族性高コレステロール血症とは？

　2003年に，第1の家族性高コレステロール血症にも，第2の家族性高コレステロール血症にもあてはまらない遺伝子変異が発見されました．PCSK9という遺伝子に変異があるという報告がなされたのですが，この時点ではPCSK9遺伝子の産物が一体何をしているのか不明でした．その後，PCSK9の役割が明らかになりました．PCSK9は肝細胞が産生するタンパク質で血液中に放出されます．PCSK9はLDLレセプターと結合します．LDLレセプターがLDLを取り込んだときにPCSK9と結合している状態だとリサイクルされずに細胞内で分解されてしまうのです．結果として細胞表面のLDLレセプターが減少してしまうため，LDLレセプターが不足する家族性高コレステロール血症と同じような病態になるわけです．これらを考えると第3の家族性高コレステロール血症はPCSK9の産生が多過ぎるため，LDLレセプターがリサイクルされず，肝細胞表面のLDLレセプターを減らしてしまうため発症するといえます（図1）．

Question 20

▶ **PCSK9 が過剰で家族性高コレステロール血症になるなら，PCSK9 が少なければコレステロール値は低いのですか？**

Answer

　そのとおりです．生まれつき PCSK9 が少ない方を調べると LDL コレステロールが低く，また心筋梗塞の発症率も低いことがわかりました．

　第 3 の家族性高コレステロール血症の原因として同定された PCSK9 は，LDL レセプターのリサイクルを妨げることで細胞表面の LDL レセプターを減らしてしまうことが明らかになりました．PCSK9 過剰のせいで血液中のコレステロールが異常に高値になり，若くして動脈硬化になってしまうわけです．では，逆に PCSK9 が生まれつき少なければコレステロールは低くなるのでしょうか？

生まれつき PCSK9 が少ない人はいるのか

　ヒトにおける調査で先天的に PCSK9 が異常に低い家系の方が同定されています．米国で黒人 3,363 例をスクリーニングしたところ，2.6％に PCSK9 機能喪失型の遺伝子変異が発見されました．その方たちの LDL コレステロール値は有意に低く（図 1），また心筋梗塞の発症率も有意に低いという調査がされました（図 2）（N Engl J Med 2006; 354: 1264-1272）．

PCSK9 がもともと低いと？

　動物実験に，遺伝子のノックアウトという実験手法があります．マウスで PCSK9 の遺伝子をノックアウトすると，通常のマウスに比べて血液中の LDL コレステロール値が低くなり，糞便中のコレステロール値が上昇した，という結果が報告されました．

　ヒトでも動物でも，PCSK9 の機能がないと LDL レセプターがきちんとリサイクルされるため，肝臓表面に LDL レセプターが十分にある状態になります．これ

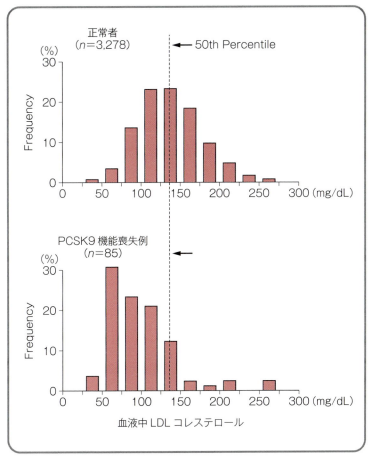

図1 PCSK9機能喪失例では血液中のLDLコレステロールが低下する
(N Engl J Med 2006; 354: 1264-1272 より引用)

が血液中のLDLを肝細胞に取り込むことで血液中からクリアされ,そしてこのコレステロールは糞便に捨てられるということになります.結果として動脈硬化は普通の人よりも少ないという結果になりました.

治療への応用は？

そうすると,これを治療に使えないかと考えたくなりますね.PCSK9に対するモノクローナル抗体を作り結合させPCSK9の機能をなくしてしまおう.そう

Ⅳ. 家族性高コレステロール血症と PCSK9 の発見

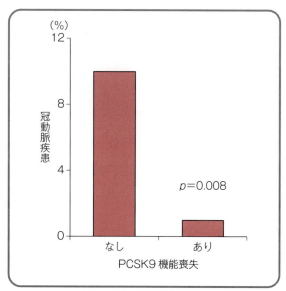

図2 PCSK9 機能喪失では冠動脈疾患の発現が少ない
(N Engl J Med 2006; 354: 1264-1272 より引用)

すると血液中のコレステロールは低下し，心筋梗塞の予防ができる．夢のような話ですが，実はすでに実用化されています（Question 29 参照）．

Question 21

家族性高コレステロール血症の治療は？

IV FHとPCSK9の発見

Answer

　LDL コレステロール 100 mg/dL 未満，二次予防の場合には 70 mg/dL 未満を目標とします．ヘテロの場合は，スタチン＋エゼチミブで目標達成できなければ，PCSK9 阻害薬による治療が今後推奨されます．ホモの場合は，速やかにスタチン最大量投与し，その後，エゼチミブ，PCSK9 阻害薬，ミクロソームトリグリセリド転送タンパク質（MTP）阻害薬などを行っても目標到達できなければ LDL アフェレーシスを速やかに導入します．

家族性高コレステロール血症ヘテロの場合

　LDL コレステロール管理目標値は 100 mg/dL 未満とされていますが，実はこれに到達するのは困難な場合も多く，治療前値の 50%減少を代替の管理目標値とすることもできます．すなわち，LDL コレステロールが 300 mg/dL の場合には 150 mg/dL を目標とすることも可であるということです．ただし，いったん冠動脈疾患を起こしてしまった二次予防例においては 70 mg/dL 未満が目標とされています．

　まず，生活習慣の指導の改善，すなわちバランスのとれた食事，適度な運動をまず指導し，肥満対策をします．そのうえで薬物治療を検討します．具体的には，スタチンの最大耐用量まで増加します．通常は，アトルバスタチンならば 40 mg，ロスバスタチンならば 20 mg まで増量します．それでも 100 mg/dL 未満を到達できる症例は少なく，エゼチミブを併用しますが，やはりそれでも困難な例が多数存在します．その場合には PCSK9 阻害薬の投与が推奨されます．

　これらの方法でも総コレステロール値で 250 mg/dL 未満に下がらないときには，LDL アフェレーシスを専門医と検討します．

Ⅳ. 家族性高コレステロール血症と PCSK9 の発見

家族性高コレステロール血症ホモの場合

　この場合も管理目標値は 100 mg/dL 未満，二次予防においては 70 mg/dL 未満とされていますが，通常の治療で到達するのは極めて困難です．スタチンや PCSK9 阻害薬の LDL コレステロール低下効果の本体が LDL レセプターの活性増強もしくは，レセプター増加であることから，多少なりとも LDL レセプター活性が残存している例では有効であるものの，完全欠損例では無効とされています．

　最近開発されたミクロソームトリグリセリド転送タンパク質（MTP）阻害薬は LDL コレステロールを 50%低下させると報告されているものの，高頻度で脂肪肝や下痢の副作用が認められるため，食事中の脂質やアルコールの摂取量を厳格に管理することが必要です．

　プロブコールは一定の LDL 低下効果は認められますが，それでもホモの場合には LDL アフェレーシスが必要な場合が多いようです．

ミクロソームトリグリセリド転送タンパク質（MTP）とは？（図1）

　ミクロソームトリグリセリド転送タンパク質（MTP）は小腸と肝臓に存在し，中性脂肪と ApoB，コレステロールを集めるのに重要な役割を果たしています．小

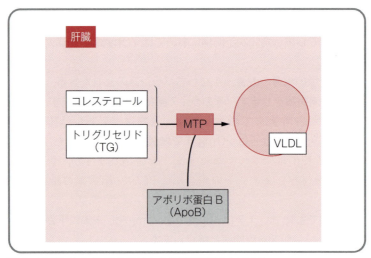

図1　VLDL の合成に MTP は中心的役割を果たしている
（Nature 1993; 365: 65-69 より引用）

腸においては ApoB48 を用いたカイロミクロンの形成，肝臓においては ApoB100 を用いた VLDL の形成です（Question 08 参照）．したがって，MTP 阻害薬は，VLDL を合成させなくするのがその主たる役割であり，VLDL が減少します．Question 08 で述べたように，VLDL が末梢で中性脂肪が引き抜かれたのが LDL であるわけで，VLDL が減れば，LDL も減るわけです．こうして，LDL を減らすことができます．

しかしながら，VLDL が合成されないということは，肝臓において中性脂肪の行き場所がなくなります．したがって脂肪肝を合併することが多く，食事の脂質制限が必須となります．

* * *

MTP が先天的に欠損すると，無 β リポタンパク血症と呼ばれる著しい低脂質血症となります．脂質の吸収障害から脂溶性ビタミンの不足となり神経障害などを生じます．非常にまれな先天性疾患です．

V

コレステロール低下療法に用いられる薬剤

Question 22

スタチンとはどんな薬ですか？

Answer

スタチンは，HMG-CoA 還元酵素阻害薬で，コレステロール合成を抑制します．心筋梗塞予防薬の最も基本的な薬です．

どのような薬剤か？

まず，コレステロール合成経路については図1のとおりです．複雑ですが，ポイントとしては2つで，①最初の物質がアセチル CoA であること，②律速段階がメバロン酸の合成であり，律速酵素が HMG-CoA 還元酵素であることです．

アセチル CoA は，糖質や中性脂肪が分解されるときに必ずこれになります．このあと TCA サイクルに入り最終的に二酸化炭素と水になるわけですが，TCA サイクルに入らず，コレステロール合成の原料にも用いられるのです．よって，生体内で材料が不足することはありません．律速段階というのは，合成のスピードを決めるということです．つまりすべてのステップで最も遅いところです．ここが合成のスピードを決める責任ステップになり，その責任ステップを「律速段階」といいます．そして，この律速酵素の阻害薬がスタチンということです．律速段階を抑えることで，全体の合成を抑えることができます．

スタチンの開発は日本から

1970 年代に三共（現：第一三共）の遠藤先生らが，世界で最初にスタチンを発見しました．その後，プラバスタチンとして日本からスタチンが発売されました．その後，各社がスタチンを発売し数種類販売されています．次第にその効果の強いストロングスタチンが使用されるようになっていきました．スタチンのその後の心筋梗塞予防に対する大きな影響を考えると，素晴らしい業績で，この領域にたずさわっているものからすると，ノーベル賞にふさわしいと思います．

スタチンが合成阻害をするなら，コレステロール欠乏になるのでは？

Brown と Goldstein 先生の研究からの引用です．スタチンは，HMG-CoA 還

Question 22

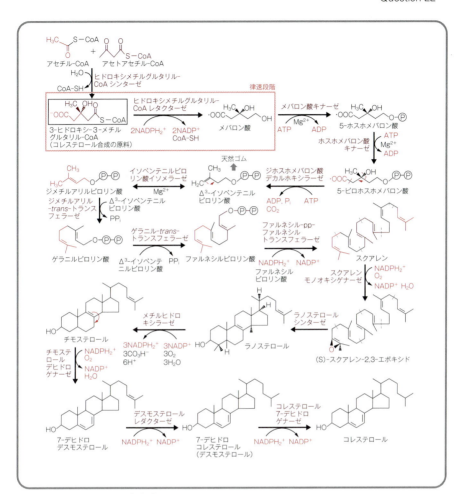

図1 コレステロールの生合成

元酵素阻害薬です．細胞にこの薬が働くと合成阻害から一時的にコレステロール欠乏になります．しかし，直ちに細胞はもっと多くのHMG-CoA還元酵素をつくりコレステロールを不足させません．HMG-CoA還元酵素は細胞内で動的に量を調整しており，時間単位で上がったり下がったりしてコレステロール合成量を増やしたり減らしたりしています．では，なぜスタチンで血液中のコレステロールが下がるのでしょうか？　それは，肝臓でいったんコレステロール欠乏になったときに，肝臓ではLDLレセプターを増加させます．すると，血液中のLDLコレス

V. コレステロール低下療法に用いられる薬剤

テロールは肝臓に取り込まれ，胆汁となり消化管へ排出されます．よって，スタチンはコレステロール合成阻害薬でありながら，全身細胞のコレステロールを欠乏させることなく，血液中のLDLコレステロールだけ減らすことができるのです．

スタチンは量を倍に増やしても，LDL低下効果は倍になりませんが，なぜでしょう？

　スタチンを使うと，LDLレセプターが肝臓表面に増加しますが，そのとき同時に肝臓はPCSK9を合成し血液中に放出します．PCSK9はQuestion 19で述べたように，LDLレセプターのリサイクルを阻害し分解してしまいます．それによりLDLレセプターの数を減らしてしまうのです．つまり，スタチンを増量するとLDLレセプターは増えるのですが，同時にPCSK9も増えてしまうのです．このために，スタチンの量を2倍にしてもLDLの低下はさらに6%増えるだけとされています．

　たとえばTNT研究ではアトルバスタチンの10mgと80mgの比較がされましたが，LDLの数値は2割減でした．あまり下がっていないかもしれません．しかしながら，この間には心筋梗塞発生率に有意な差があり，やはり10mgよりも80mgがよいということになっています．ただし，アトルバスタチンの適応量は日本で最大40mgですので，ご注意ください．

　また，このことから，スタチンとPCSK9の組み合わせが非常に有効であることが容易に予測できますね．

Question **23**

▶ スタチンが心筋梗塞予防に効くという根拠について教えてください

Answer

LDL コレステロールを低下させるスタチンは，二重盲検無作為比較試験で心筋梗塞の再発予防が示されました．またプラセボに対し死亡率で有意差をもって有効であることが示されています．

読者の皆さんは，患者さんにコレステロールを下げる薬が心筋梗塞予防によいと説明することがあると思います．しかし，患者さんに「コレステロールが高くても何ともありません」といわれることはありませんか？　その際に，何を根拠に薬を勧めるべきでしょうか？

臨床試験とバイアス

医学の研究では，何をもって薬が効くと証明するのは実は難題です．その理由は，いろいろな偏り（バイアス）が入ってきてしまうからです．たとえば，あるAという薬がよいということになれば，状態の悪い患者さんばかりに使われてしまいます．そして，あと平均3年で死亡するのを1年長生きさせたとします．しかし，その薬を使っていない患者さんは病気自体が軽いので10年生きるとします．そうすると，薬を使っている人たちが4年，使っていない人が10年生きるので，使っていないほうがよいという結論が出たとします．しかし，これは，本来は有効なのに無効としてしまった誤りです．

一方，Bという薬がある一人にとても効いたとします．たまたま調子がよくなっていくときに内服しただけで，本当は効果がないものであったとします．しかし，このある一人に聞いたからといって，集団全員に有効かどうかは不明です．本当は効果がないのに有効だという誤った効果になってしまいます．

二重盲検試験とは？

この偏り（バイアス）を減らすために，臨床研究方法として二重盲検無作為試験

V

コレステロール低下療法に用いられる薬剤

というのがあります．これは，ある一定の患者群に，試験薬か偽薬（プラセボ）のいずれかをくじ引きで決めて，それが真の薬がどうかは患者さんにもわからず，またその主治医もわからないという条件で一定期間治療します．担当の医師にもわからないようにするのは，担当医は効果の判定者であり，判定者に情報を与えないことで偏り（バイアス）を極力減らすためです．

くじびきで選び，かつ患者さんにも判定者にもわからないようにして，その死亡率を比較するという試験のため，医療行為をくじ引きで決めるなんて，倫理的に問題はないのか？と思われるでしょう．その疑問はもっともです．「患者をモルモットにして！」と批判されると思います．そのとおりモルモットです．患者さんには利益はありませんが，その側面を抜きにすれば，薬の治療効果判定としては現在最も信頼できる試験方法と考えられています．

日本と世界の異なる事情

実際多くの二重盲検無作為試験が世界で行われているわけですが，倫理的な問題はどうなのでしょう．諸外国においては，日本のように保健医療がすべてをカバーしておらず，多くの患者さんは医療費を払えません．つまり医療を受けられない方が圧倒的多数なのです．しかし，無作為試験に登録すれば，肝心の薬が本物かどうかはわかりませんが，それ以外の治療や検査は試験を行う製薬会社が負担してくれるので，ある意味では社会福祉に貢献しているのです．私の知り合いの世界的に有名な大教授ですら，その奥さんが病院にかかったときに無作為試験に登録されていました．医学部の教授くらいの給料では医療費にも不安があるということなのでしょう．日本の環境で，無作為試験に登録しなくてよいというのは世界的にみれば例外的です．日本の保健医療は素晴らしいですね．

スタチンの有効性を示した無作為化試験

さて，このような先人の犠牲の上に成り立った無作為試験ですから，得られた臨床研究の結果は尊重すべきと思います．今人類が考えうる最も正しい方法での臨床医学の試験方法です．スタチンに関しては，偽薬との二重盲検無作為試験（4S試験，LIPID試験，CARE試験）が1990年代に世界各地で行われ，いずれの試験でも心筋梗塞の再発予防に確かな効果を示し，かつ死亡率もプラセボに対して2割から3割低下させたという結果が出ました（図1）．そんなの薬だったら当たり前だろうといわれるかもしれませんが，無作為試験で死亡率に関して，2割以上有意差をつけた薬は実は歴史上それほど多くありません．これを受けて心筋梗塞後にはスタチンは内服するべき薬として位置づけられました．そして，

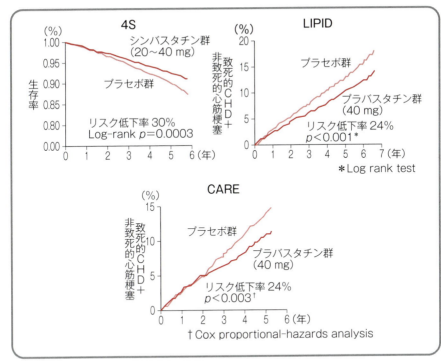

図1　各二重盲検無作為化比較試験の結果
(4S:Lancet 1994; 344: 1383-1389, LIPID:N Engl J Med 1998; 339: 1349-1357, CARE:N Engl J Med 1996; 335: 1001-1009 より引用)

スタチン開発後に世界の心筋梗塞の発症率が明らかに低下してきており，歴史を変えた薬と私は考えています．スタチン開発者はノーベル賞にふさわしいと多くの専門家が考えています．

Question 24

▶ スタチンで一律にリスクが減るなら，なぜ全員に
処方しないのですか？

Answer

医療費と必要治療数のバランスから考える必要があります．

　血液中のLDLコレステロールと心筋梗塞の発症率には正比例の関係があります．今までに行われたすべての無作為試験の結果はこの正比例の関係にあり，この予測は現在の医学では正しいものと認識されています．

すべての人がスタチンを飲めば心筋梗塞を減らせるのか？

　LDLコレステロールを38mg/dL低下させたら，心筋梗塞のリスクは約2割から3割減ると予測されています．そうすると，すべての人が一律にスタチンを内服し，LDLコレステロールを低下させたら心筋梗塞は必ず減らせるはずです．そのとおりで，多くの無作為試験の結果はスタチン内服により2割から3割死亡率が減少しています．

必要治療数を考えてみる

　次に考えるのは，心筋梗塞リスクです．もし，Aさんの心筋梗塞が10年で20%発症すると予測されれば，LDLコレステロールを減らすことで20%の半分の3割として6%死亡率を減らせることになります．Bさんの心筋梗塞が1%の発症率であれば0.3%減らせます．3割減になるのは同じことですが，この間の違いは何でしょう．

　ここから先は，患者さんの集団の話になります．Aさんのような20%リスクの人が1,000人いて，同じ治療をしたら，6%の人を助けられる．つまり治療がなければ200人死亡したところ，60人の人を救うということになります．そうすると，1,000人に治療をして60人の命を救ったことになり，この治療効率はどうでしょうか？　一人を救うのに何人治療したら効果が得られるかというのに必要治療数（number needed to treat：NNT）という指標があります．つまり，この

場合の必要治療数は 1,000 割る 60 で 16.7 となります.

　一方，B さんのようなもともとリスク 1% の集団に治療した場合，1,000 人のうち 10 人が本来発症するとします．このうち 3 人の命を救うことになります．この場合の必要治療数は，1,000 割る 3 で 333 となります.

医療費と必要治療数のバランス

　必要治療数という指標は，これにかかる医療費を掛け算することで，いくらで一人救えるかという医療費の効率の計算が簡単にできるため，薬剤経済学という立場からはしばしば使われる指標です.

　たとえば 1 錠 100 円の薬で，毎日 1 回内服する．10 年間治療すると，

　　　100 円×365 日×10 年＝36 万 5 千円

　これが 10 年間に一人にかかる医療費です．必要治療数 16 人とすれば，365,000 円×16.7＝609 万円で，これが一人の命を救うのに必要な金額となります．一方，必要治療数を 333 人とすれば，1 億 2 千万円で一人の命が救えるということになります，行政サイドとしては，この金額は医療費を決めるので重要な指標です.

　日本の保険医療では，必要治療数で支払いを打ち切るということをしていませんが，米国のように民間医療保険が中心の国では，必要治療数が大きい医療に対しては保険の支払いをしないとしている国もあります.

誤解を招く背景にも……

　さて，行政サイドではなく，患者個人の立場に戻ります．患者さんは日本の病院ではよい治療はしてくれるものと信じています．「リスクが 3 割減る」治療はリスクがいくつであろうとよい治療のはずです．しかし，突然医療費総額や国家財政のことが絡んできます．「あなたの心筋梗塞を 3 割減らす」よい治療を，ある人には行い，ある人には行わない．「あなたの死亡率を低下します．しかし，効率が悪いので保健医療ではサポートしません.」これが，全員に処方しない理由です．医療費をシビアに考えなければならない時代となり，昔のようによい治療は全部しますというわけにはいかなくなりました.

　「よい治療だけど，あなたにはしません」というのは，昔はなかったことなので，とかく患者さんは「副作用が多いのだろうか」とか，「何か医者は隠しているのではないか」と思われてしまいますね.

　特にコレステロール治療において，医療者側の説明がわかりにくいと思われ，誤解を招く理由のひとつとなっています.

Question 25

▶ スタチンによる筋肉障害や横紋筋融解症とは？

Answer

スタチンの副作用として注目されましたが，現在販売しているスタチンではその頻度は非常に少ないです．

横紋筋融解症とは？

　人体にある筋肉組織は3種あります．横紋筋，平滑筋，心筋です．このなかで骨格筋，いわゆる筋肉なのが横紋筋です．顕微鏡でみると横に縞々があるようにみえるので，この名がついています．さて，この横紋筋が溶けてしまうのが横紋筋融解症です．外傷，壊死，熱中症，脱水などでも起こります．また薬物の副作用として発症する場合もあり，スタチンのほかに，フィブラート系の脂質治療薬，抗生物質，向精神薬，漢方薬でも報告があります．

　横紋筋融解症は筋肉の壊死による症状ですから，脱力，筋肉痛などから始まり，筋肉が溶けた成分が血液中に溶け出し，この成分を腎臓が尿から体外へ出そうとします．筋肉内のミオグロビンという赤い色の色素が尿から出るのが特徴で，薄

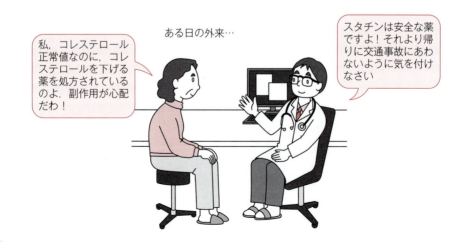

い場合には尿が真っ赤になり，濃くなるとコーラの色になります．また血液検査で筋肉から溶け出た，クレアチンキナーゼ（CK）が上昇します．これらの物質が腎臓の負担となり腎不全をきたすのがこの疾患の問題です．

スタチン内服者の CK 上昇はどう捉える？

運動後に筋肉痛になるような場合には，筋肉がある程度壊れて CK の値が上昇します．CK は 2～3 日で低下しますので，もしスタチン内服者で CK が高い場合 3 日以内に運動したか問診で聞きましょう．CK の正常はおおよそ 200 IU/L 未満ですが，運動して筋肉痛があるという場合には日本人では古典的に 500 IU/L 以下，欧米人で 1,000 IU/L 以下ならば正常範囲とします．この差は筋肉量なのですが，最近の日本人では筋骨隆々とした方もいて，常に重いものを持って肉体労働をしている方はいつも CK が 800 IU/L あるという方も経験があります．また，打撲や腕を挟んだというようなことが 3 日以内にある場合も CK の上昇を認めます．これらの問診が重要です．

スタチンの副作用としての横紋筋融解症の頻度は？

2006 年に副作用のまとめが報告されています（Am J Cardiol 2006; 97: 52C）．これによると，横紋筋融解症は，セリバスタチンという脂質異常症治療薬に有意に多く発生し，2001 年に発売中止になっています．2006 年時点で発売を継続しているスタチンを総合的にみると，横紋筋融解症の発生率は 10 万人の人を 1 年間観察して（10 万人年あたり）3.4 件，それによる死亡は 10 万人年あたり 0.3 件でした．一方，ハイリスク例で 10 年で 20％の心筋梗塞リスクが想定される例では 10 万人/年あたり 2,000 件の心筋梗塞が起こり，死亡率が 3 割とすれば 600 件の死亡が起こります．これを明らかに予防する効果と横紋筋融解症のリスクはどちらに利益が大きいかは明らかですね．

筋肉痛はどうでしょうか

さて，横紋筋融解症が少ないのはわかりましたが，筋肉痛に関してはどうでしょうか．筋肉痛が原因でスタチンを続けられない方は実際にいらっしゃいます．これについて興味深い調査があります．ASCOT-LLA というスタチンの無作為試験のサブ解析です．筋肉痛に関して，無作為期間中，つまり患者さんが実薬を内服しているか，偽薬を内服しているかわからないときには，筋肉痛の発生率は実薬群と偽薬群で差はなかったものの，無作為の期間が終了し，患者さんが自分で実薬か偽薬かわかったとたんに，実薬群で筋肉痛の発生率が有意に高かったという

報告でした．つまり実薬であるとわかると筋肉痛がするということです．かなりメンタルな要素が強いということになります．これを「Nocebo効果」というそうです．薬を内服していると思うと，その薬に効果がなくてもよくなった気がするというのがPlacebo効果です．Nocebo効果はその反対語で，薬を内服しているというだけで悪くなってしまうという効果です．

筋肉痛でスタチンをやめたいという患者さんにはどう説明する？

　患者さんがスタチンを処方されると薬局で注意喚起を促す説明書をもらったと外来時によくお持ちになります．私は，「この副作用は交通事故にあうのと比べて100分の1くらい少ないですよ」と説明します．その根拠として，政府が発表している日本における平成28年の交通事故の発生は，10万人年あたり発生が158件，死亡が3.1件でした．すなわち，スタチンによる横紋筋融解症は，交通事故と比べて桁違いに少ないのです．また，「過去に類似薬で副作用がよく出たからで，いまだに最新情報に替わっていないだけですよ」と説明しています．この注意喚起がNocebo効果の原点かと思います．ただこれは，日本だけではなく世界中で起こっていることのようですね．

　スタチンはその数少ない優秀な薬のひとつであることがわかりました．内服すれば2割から3割寿命が延びる「長生きサプリ」であり，長生きのためなら筋肉痛なんか気にしない，気にしない，もっと運動して筋肉つけちゃいましょう，と説明しています．

Question 26

▶ 「医師に勧められてもスタチンを飲む必要はない」といった週刊誌の情報により，患者さんから薬をやめたいと相談されました…

Answer

これまで解説してきたとおり，スタチンの内服により心筋梗塞の発生を予防し，総死亡率が低下することが明らかになっています．週刊誌の記載にはからくりがあるのです．

週刊誌に，医者に騙されるなという特集があり，スタチンは内服してはいけない薬に位置づけられているようです．実際の記事をみてみると，「スタチンは飲む必要がない」「費用対効果が悪い」「合併症がなければ高脂血症のリスクは内服してもしなくても変わらない」「横紋筋融解症のリスクがある」などと書かれています．
いかがでしょうか？　本書をここまで読んでいただければ，このような記事に反論できるでしょうか．

「飲まなくても飲むのとリスクが変わらない」は間違い

費用対効果が悪い，すなわちリスクの少ない方たちというのは確かにいます．もともと心筋梗塞になるリスクの低い人たちです．もともと低いので予防をする必要がないということです．ただ，リスクがまったく変わらないというのは間違いです．どの集団，たとえリスクの低い人たちでもスタチンがリスクを減らすのは正しいのです．ただし，絶対値が低いので3割減らしてもその数は少ない．ゆえに費用対効果が悪いということです．これはQuestion 24 にて，「必要治療数（NNT）」で述べたことと同じです．実際，費用対効果が悪い人もいますが，よい人もいるというのが真実なのですが，そのことを省いて，すべての費用対効果が悪いと読めるように書いてあるのが，からくりですね．本当にハイリスクな人がこのような週刊誌を読んでスタチンをやめたいと相談してきたときには，「この人は寿命を3割縮めた」と思います．もちろん説得しますが，おおよそ医師より週刊誌を信じる方が多いですね．

V

コレステロール低下療法に用いられる薬剤

V. コレステロール低下療法に用いられる薬剤

「合併症がなければ…」ってどんな合併症？

　「合併症がなければ内服してもリスクは変わらない」というのは正しいでしょう．ただし，「合併症がなければ」という限定文に，合併症とは何かという記載がありません．では，合併症とはなんでしょうか？　実は，糖尿病があるというだけで，スタチンによる費用対効果が優れた集団なのです．米国のガイドラインでは40歳から75歳の糖尿病例にはコレステロールの値にかかわらずスタチンを開始すると書いてあります．すなわち糖尿病があればスタチンを内服するべきとなっています（「Question 34」参照）．糖尿病以外には，冠動脈疾患の二次予防，末梢動脈疾患，もともとLDLコレステロール値が190mg/dL以上，10年間の心筋梗塞リスクが7.5％以上となっています．

　文章は正しいのですが，私の患者さんで糖尿病があって末梢動脈疾患があるというどう考えても合併症がある方が，スタチンをやめたいといわれたときにも，困ったなと思いました．

では，メディアの影響で内服をやめてしまったら？

　デンマークの研究でユニークなものがあります（Eur Heart J 2016; 37: 908）．デンマークでは成人の10％にスタチンが処方されているそうです．マスコミの報道で「スタチンはよくない」という報道が流れると，スタチン内服者で服用をやめてしまう人が有意に増加しました．そのやめてしまった人たちを追跡するとスタチンを続けていた人と比べて心筋梗塞の発生率が増加し，死亡率が増加しました．スタチンはプラセボに対して死亡率を低下させることが明らかです．医師が必要と思って処方した方はハイリスクですから，その方がスタチンを早期にやめれば死亡率が上がるのは当たり前なのですが，やはり当たり前の結果が出ました．間違った医療情報で，誤ったほうへ導いた報道には責任がないのでしょうか？という疑問を欧州の専門家も私と同じように感じていると思います．

「スタチンを医者は内服していない」は本当？

　「医者は患者に勧めるが，医者自身はスタチンを内服していない」と週刊誌に書いてあります．本当でしょうか？　スタチンに関しては，実は多くの医師が内服しています．これは事実です．リスクを低下させるのに明らかなものであり，先輩医師から勧められます．「これは最も効果が優れたサプリである」と．

Question 27

エゼチミブについて教えてください

Answer

　小腸コレステロールトランスポーター（NPC1L1）阻害薬で，腸からのコレステロール吸収を抑える薬です．スタチンの上乗せで効果が報告されています．

エゼチミブが阻害する NPC1L1 とは何か？

　NPC1L1 は略語であり，本来は Nieman-Pick disease type C1 like protein 1 とつづります．何のことでしょうか？

　まずこの言葉の最初の部分の Nieman-Pick 病ですが，これは脂質が全身の細胞内に蓄積する疾患です．皮下脂肪のように脂肪細胞に脂肪がたまるのは普通ですが，通常の細胞内には本来，脂肪は蓄積しません．本来はたまらないところにたまりますから，全身の臓器に障害が起きます．特に脳の障害が起こり，神経症状が発症します．肝臓や脾臓の蓄積から肝脾腫も認めます．Nieman-Pick 病には Type A，Type B，Type C 型があります．Type A と Type B は主にスフィンゴミエリンがたまり，Type C は主にコレステロールがたまります．原因遺伝子も特定されていて，Type A，Type B はスフィンゴミエリンを分解する SMBD という酵素の遺伝子異常であり，Type C は，細胞内でコレステロールを輸送する NPC1 もしくは NPC2 の異常によって生じます．ほとんどは NPC1 の異常で，NPC2 の異常はまれとされています．

　NPC1 遺伝子の役割は細胞内でのコレステロールの輸送です．LDL レセプターと結合した LDL コレステロールはエンドサイトーシスという，まるごと飲み込むような形で細胞内に取り込まれます．その後，分解され，コレステロールは必要な細胞部分に輸送されるのですが，この輸送に重要な役割をしているのが NPC1 です．NPC1 異常ではコレステロールが輸送されず一箇所にとどまってしまうため Nieman-Pick 病を発症します．

　NPC1L1 は，NPC1 遺伝子からつくられるタンパクです．NPC1L1 は細胞内でのコレステロールの輸送を行っているのですが，もうひとつ腸でのコレステロー

V

コレステロール低下療法に用いられる薬剤

ル吸収に重要な役割を果たしています．NPC1L1 が腸上皮細胞の細胞膜にあり，腸管から体内へ取り込む役割をしています．これを阻害すれば腸でのコレステロール吸収を減らすことができるわけです．

エゼチミブがほかの吸収阻害薬と比べて優れているのは，コレステロールのみを吸収阻害するという点です．他の吸収阻害薬は脂質系をすべて阻害するため，必要な脂溶性ビタミンや必須脂肪酸なども同時にブロックしてしまいました．ところが NPC1L1 というコレステロールのみを特異的に輸送するタンパクをブロックするため，コレステロールのみが吸収されなくなります．

エゼチミブは心筋梗塞予防に有効か？

IMPROVE-IT 試験を紹介します（N Engl J Med 2015; 372: 2387-2397）．心筋梗塞予防にはスタチンが第一選択薬の位置として世界中で確立されています．そのうえにエゼチミブを加えてさらに心筋梗塞が減ったかどうかという試験です．これも前向き無作為試験ですので薬の内容は本人も担当医もわかりません．くじ引きでシンバスタチン 40 mg ＋エゼチミブ 10 mg を使う群とシンバスタチン 40 mg ＋プラセボ（偽薬）の 2 群に分けました．ちなみにシンバスタチンは日本の量は 5 mg から開始し，最大 20 mg が承認量ですから，高用量スタチンが使用されたことがわかります．LDL コレステロールはスタチンのみで平均 69.5 mg であったのが，エゼチミブを追加し 53.7 mg に低下しました．一次エンドポイントは心臓血管死＋心筋梗塞＋入院が必要な不安定狭心症＋血行再建術＋脳卒中です．7 年間のフォローで，スタチン単独群で 34.7％であったのが，32.7％に減らすことができました．1 万 8 千例の大規模研究であり，7 年間で 2％減らすことができ，有意差を認めたのでエゼチミブは心筋梗塞予防に有効といえるでしょう．ただし，死亡率に関しては不変です．すでに高用量スタチンでかなり死亡率が下がっており，それとは差がなかったということです．

コレステロールの食事摂取量と血液中のコレステロールが比例しないなら，吸収阻害薬はなぜ効くのか？

コレステロールの食事摂取量と血液中のコレステロールが比例しないので，食事摂取量の制限がなくなりました．日本動脈硬化学会も認めています．もしそうなら，吸収阻害というのは摂取制限と同じことですから，この薬は効かないのではないか？というのはよい質問ですね．吸収阻害という役割だけであれば食事摂取量と血液中のコレステロールが比例しないということと矛盾します．ところが，実際に処方すると，LDL コレステロールは低下します．実際のエゼチミブを使う

状況は，IMPROVE-IT 試験と同じようにスタチンで LDL コレステロールが不十分な場合となります．スタチンで LDL レセプターが増加し血液中のコレステロールを糞便に出すシステムが強く使われた状態でさらに再吸収を抑制するのは効果があるのかもしれません．スタチンへの上乗せでの効果が確認されていますが，単独で使用することでの心筋梗塞予防効果は確認されたデータは今のところ見当たりません．

エゼチミブの適応は？

シトステロールという植物由来の脂質を体外に排出できない疾患があります．これは世界中で 100 名未満という非常にまれな疾患ですが，エゼチミブの適応があります．

スタチンでコレステロール低下が不十分なハイリスク例には心筋梗塞予防としてよい適応でしょう．

V

コレステロール低下療法に用いられる薬剤

Question 28

EPA や DHA について教えてください

Answer

エイコサペンタンエン酸（EPA）やドコサヘキサエン酸（DHA）は不飽和脂肪酸のうちオメガ３タイプと呼ばれる脂質です．魚の油に多く含まれ，魚食が心筋梗塞を予防する理由として知られています．中性脂肪は低下しますが，コレステロールの低下は明らかではなく，別のメカニズムで心筋梗塞予防に有効と考えられています．

デンマークのイヌイットは心筋梗塞が少ない

デンマークで，都市部に住む白人とグリーンランドに住むイヌイットとの比較研究が行われました．すると，心筋梗塞発生率が非常に異なり，白人には多発しているのに，イヌイットでは非常に少ないことがわかりました．そして，白人とイヌイットの間でエイコサペンタエン酸の血液中の濃度が 10 倍以上違うこともわかりました．エイコサペンタエン酸は魚に含まれています．一般的に魚を多く食べる人には心筋梗塞発生率が低い傾向にあります．

オメガ３不飽和脂肪酸とは？

魚に含まれる成分としてオメガ３脂肪酸があります．脂肪酸とは，炭素が長く連鎖した構造で末端にカルボキシル基があり（COOH），これが水素を遊離するため酸性になります．炭素の連鎖がすべて一重結合のものを飽和脂肪酸，二重結合を含むと不飽和脂肪酸といいます．そして，メチル基末端から３番目に最初の二重結合があるものをオメガ３，メチル基末端から６番目に最初の二重結合があるものをオメガ６といいます．オメガ３不飽和脂肪酸にはエイコサペンタエン酸（EPA）（図 1a）やドコサヘキサエン酸（DHA）などがあります．

EPA や DHA の補充で中性脂肪が低下する

EPA や DHA は脂肪酸です．中性脂肪はグリセロールに３分子の脂肪酸が結合したものですから，脂肪酸の一種である EPA や DHA は中性脂肪の材料になりう

Question 28

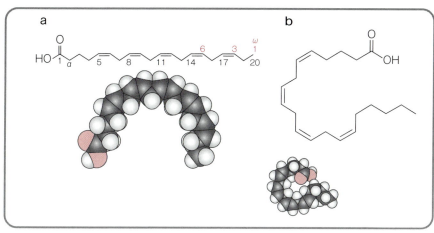

図1　不飽和脂肪酸の構造
　a：EPA　オメガ3不飽和脂肪酸
　b：アラキドン酸　オメガ6不飽和脂肪酸

る物質です．中性脂肪の材料を摂取して，中性脂肪が減るというのもおかしな話だと思いませんか？

　しかしながら，実際にEPAやDHAの摂取で血液中の中性脂肪は低下します．血液中の中性脂肪は，Question 08で述べたように肝臓でつくられるVLDLが主体です．VLDLのなかに入れる中性脂肪の材料として食事由来，肝臓で合成したもの，血液中の遊離脂肪酸がその材料となります．このうち血液中の遊離脂肪酸が主要な材料です．これは脂肪細胞から出てくるものですが，EPAやDHAは脂肪細胞に働いて，脂肪の分解や炎症を抑えることから低下させ，遊離脂肪酸を供給させなくするというのがその機序と考えられています．

エイコサペンタエン酸をサプリとして補充したら心筋梗塞は予防できる？

　日本で行われたJELIS研究があります（Lancet 2007; 369: 1090-1098）．1万8千例に対する前向き無作為二重盲検試験です．高コレステロール血症の患者にスタチンで治療したうえに高純度EPA製剤かプラセボを投与することをくじ引きで割り付け，5年間治療を行いました．一次エンドポイントは，心臓死，心筋梗塞，不安定狭心症，冠動脈インターベンション，冠動脈バイパス術です．5年間でこれらの冠動脈イベント発生率はコントロール群3.5％に対し，EPA内服

V. コレステロール低下療法に用いられる薬剤

群で2.8%であり，19%有意に低下したとされています．この2群間にはLDL
コレステロールの値には差がなく，中性脂肪はEPA群でより低下しました．

　日本循環器学会のガイドラインにおいても心筋梗塞予防として死亡率にまで有
意差をつけたのはスタチンとEPAのみのため，二次予防にクラスⅠで推奨され
ています．

なぜEPAやDHAが心筋梗塞予防になるのか？

　中性脂肪の低下作用だけでは十分に説明できないと考えられています．

　①悪者のオメガ6不飽和脂肪酸を抑える

　オメガ6脂肪酸のひとつアラキドン酸（図1b）は，シクロオキシゲナーゼ
（COX）によりプロスタグランジンH_2となり，トロンボキサンA_2という血小板
凝集を引き起こす物質の材料となります．COXを抑制するのがアスピリンであ
り，血小板凝集を抑制し心筋梗塞予防に有効ですが，オメガ3不飽和脂肪酸もこ
のアラキドン酸カスケードと呼ばれる反応を抑制する作用が想定されています．

　②細胞膜成分としてのオメガ3不飽和脂肪酸

　オメガ3脂肪酸は，ほかの脂肪酸と同じく細胞膜の構成成分です．細胞膜に起
こる酸化ストレスを抑える作用，細胞膜の流動性を亢進する作用などが抗動脈硬
化作用ではないかとの仮説があります．

　これらのメカニズムはいまだ研究中であるといってよいでしょう．

Question 29

PCSK9 阻害薬について教えてください

Answer

LDL レセプターのリサイクルを妨害する PCSK9 を標的にしたヒト型モノクローナル抗体製剤です．

Question 19 で述べたように，PCSK9 という LDL レセプターのリサイクルを妨害する物質が存在することがわかってきました（図1）．先天的に PCSK9 が過剰の場合，コレステロール値が高値になります．逆に先天的に PCSK9 が少ない

LDL と LDL レセプター	PCSK9 と LDL レセプター	PCSK9 阻害薬の作用と PCSK9
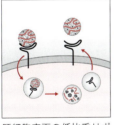	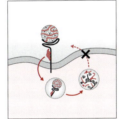	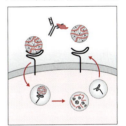
肝細胞表面の低比重リポタンパク（LDL）レセプターは，血中の LDL を除去する働きを持っています．LDL を結合した LDL レセプターは肝細胞内に取り込まれ，LDL と LDL レセプターに分けられます．このあと，LDL は分解されますが，LDL レセプターは細胞表面に送り出され，再利用されます．	肝細胞がつくるタンパクのひとつ PCSK9 は LDL レセプターと結合すると，LDL の肝細胞内への取り込み時に LDL だけでなく，LDL レセプターをも分解させます．したがって，PCSK9 存在下では LDL の取り込みに伴って LDL レセプターが減少します．これにより，血液中の LDL が取り込まれる量が減少するため，血液中の LDL が増加します．	PCSK9 阻害薬は PCSK9 と特異的に結合し，その活性を失わせます．PCSK9 阻害薬を投与すると，血液中に移行した PCSK9 阻害薬が PCSK9 の LDL レセプターへの結合を阻害します．これによって，LDL レセプターは分解されることなく増え，肝細胞への LDL の取り込みが促進されることで，血中 LDL コレステロール値が低下します．

 PCSK9 阻害薬　　 PCSK9　　🔴 LDL　　Y LDL レセプター

図1 LDL レセプターと PCSK9 と PCSK9 阻害薬
（Arch Cardiovasc Dis 2014; 107: 58-66 を参考に著者作成）

V．コレステロール低下療法に用いられる薬剤

場合には，コレステロールが低値となり心筋梗塞の発生率も少ないです．とすれば，治療として PCSK9 が少ない状態に類似させれば心筋梗塞の発生を減らすことができるはずです．そして，PCSK9 に対するモノクローナル抗体を作成し注射で投与する方法が開発されました．

モノクローナル抗体とは？

モノクローナル抗体とは，抗体を産生するリンパ球と増殖能力を有する細胞を細胞融合させ，単一の抗体を試験管内で無限に産生させるバイオの技術で，1980 年代にノーベル賞を受賞しました．抗体はある物質を特異的に認識する能力のある物質で生体内には外敵に対する免疫力のもとになっています．その能力を利用して，標的分子に対する抗体を投与することで，その分子を無力化することができるようになりました．その標的分子を様々に置くことで，様々な治療薬が開発されています．最近ではニボルマブ（オプジーボ®）という名前のがん治療薬（免疫チェックポイント阻害薬）がよく知られていますが，これもモノクローナル抗体製剤です．

PCSK9 に対するモノクローナル抗体は完全ヒト型

さて，PCSK9 という物質に対するモノクローナル抗体ですが，完全にヒト型の物質になっています．1980 年代に最初にモノクローナル抗体が開発されたときにはマウスのタンパク質であり，ヒトに投与するにはアレルギー反応などが心配されました．当初 PCSK9 に対するモノクローナル抗体も不完全なヒト型で開発されましたが途中から効果が弱くなることがわかり，発売中止となっています．現在使用可能である PCSK9 阻害薬は 2 社（アステラス，サノフィ）から発売されていますが，ともにヒト型抗体になっていて，より副作用が少なくなっています．

PCSK9 阻害薬の効果は？

効果に関して，アリロクマブ（プラルエント®）を使用した日本の ODYSSEY-JAPAN 試験では LDL コレステロールが 142 から 53 mg/dL まで低下しました（図 2）．エボロクマブ（レパーサ®）を使用した FOURIER 試験で，使用前 LDL コレステロールが中央値 92 mg/dL から，使用後 30 mg/dL まで低下したと報告されています（図 3）．スタチン治療をしたうえに使用してもさらに 50%以上 LDL コレステロールを低下させることができました．

副作用に関しても，無作為試験でありプラセボと比較しても注射部位反応のみで，その他の重篤な副作用は認められませんでした．また LDL コレステロール値 25 mg/dL 未満まで低下した群においても特にコレステロール欠乏症などの問題

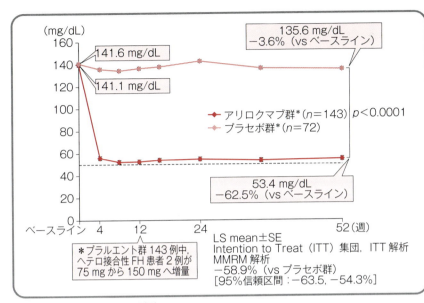

図2 ODYSSEY-JAPAN 試験
PCSK9 阻害薬のアリロクマブにて LDL コレステロール値は有意に低下．
(Circ J 2016; doi.org/10.12531/circ.CJ-16-0383 より引用)

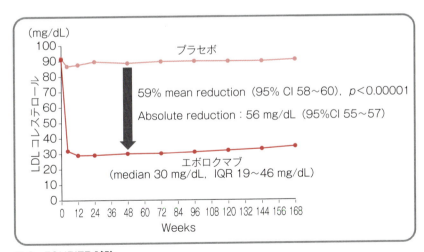

図3 FOURIER 試験
PCSK9 阻害薬のエボロクマブにて LDL コレステロール値は有意に低下．
(N Engl J Med 2017; doi:10.1056/NEJMoa1615664 より引用)

V. コレステロール低下療法に用いられる薬剤

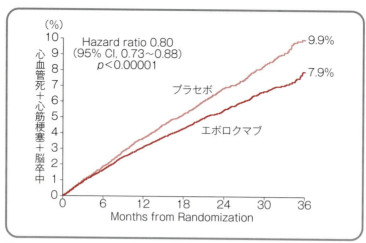

図4 PCSK9阻害薬エボロクマブにて死亡，心筋梗塞，脳卒中が有意に低下
(N Engl J Med 2017; doi:10.1056/NEJMoa1615664 より引用)

を認めませんでした．

さらに，LDLコレステロール低下に伴う認知症の発現が増加しないかというサブ解析が行われましたが，こちらも差を認めませんでした．

これらから，PCSK9阻害薬によるコレステロールの低下は副作用なく，大きく低下させることが可能となった有望な治療法になったわけです．

さらにFOURIER試験は二重盲検無作為試験ですが，死亡＋心筋梗塞＋脳梗塞の発生率が3年でプラセボに対して20%減少したと報告されました（図4）．

* * *

PCSK9という物質はLDLレセプターのリサイクルを阻害する物質です．したがって，PCSK9阻害薬はLDLレセプターのリサイクルを促進し肝臓のLDLレセプターを増加させる作用があります．家族性高コレステロール血症ヘテロの方はLDLレセプターが遺伝的に半分しかない疾患ですので，PCSK9阻害薬は，メカニズム的に特効薬ともいってよいうえに，その効果も優れまた副作用の心配もない大きな福音といえます．一方，家族性高コレステロール血症のホモは，LDLレセプターがまったくないのでリサイクルさせようとしても効果はなく，ホモではメカニズムから無効と考えられます．

また，急性冠症候群の再発予防の観点から，ハイリスク症例に対しても適応を広く考えてよい薬剤と思われます．適応の詳細はQuestion 30で解説します．

Question 30

▶ **PCSK9 阻害薬を始めたら，患者さんの LDL コレステロールが 30mg/dL まで下がりました．薬を減らしたほうがよいでしょうか？**

Answer

　LDL コレステロール値 25 mg/dL もあれば栄養源としては十分と考えられています．血液中のコレステロールは下がり過ぎて問題になることはありませんので，減量の必要はありません．

　Question 10 で述べたように，血液中のコレステロールは 25 mg/dL もあれば十分と考えられています．また，全身で合成できるためコレステロール欠乏症はありません．下げれば下げるほど心筋梗塞再発率が減りますので，これらから考えればまったく薬の減量は必要ありません．

費用対効果は？

　治療効果からいえば，まったく薬を減らす必要はないわけですが，昨今の医療事情から必ず考えなければいけないのが，費用対効果になります．PCSK9 阻害薬が 1 本約 2 万 2 千円で，2 週に 1 回投与しますので，1 ヵ月 4 万 4 千円です．3 割負担であれば 1 万 3 千円くらい負担しなければなりません．ただし，これもハイリスク例であれば十分に費用対効果の得られる金額と考えられています．家族性高コレステロール血症ヘテロの例では，従来の治療だけでは心筋梗塞や大動脈解離を予防できなかったのが，PCSK9 阻害薬という特効薬で予防できるようになるであろうと考えられています．患者さんにとっては福音です．また急性冠症候群のハイリスク例においても，再発予防に必要な症例がいます．症例をきちんと医療者が選択し，適切に使用すれば費用対効果は決して悪くないと思います．

PCSK9 阻害薬の適応疾患は？

　そうすると，対象疾患をしっかりと考えるということが，PCSK9 阻害薬使用において最も医療者が考えるべきことになります．

V

コレステロール低下療法に用いられる薬剤

V. コレステロール低下療法に用いられる薬剤

①家族性高コレステロール血症ヘテロ

　家族性高コレステロール血症で，すでに冠動脈疾患を起こした二次予防の方にはよい適応です．この疾患は男性で30歳代から40歳代，女性では50歳代で冠動脈疾患を起こします．その後10年で大動脈解離や脳卒中をきたしますので，一度起こした方の10年後のイベント予防は医療者としては必須のこととなります．かつて私の患者さんで，アトルバスタチン80mg＋コレバインという日本では適応量以上のスタチンを使用していたものの，やはりPCI後10年で大動脈疾患をきたし，自然経過をまったく変えられなかった症例を経験しました．スタチン＋吸収阻害薬では，やはり治療としては不十分と思われます．PCSK9阻害薬は福音といえるでしょう．

②不安定プラークを有する急性冠症候群

　大きな不安定プラークを有する症例は，そこが次の心筋梗塞の原因となります．冠動脈CTでは，プラークの大きさがわかりますし，光干渉断層法（OCT）では線維性被膜の薄さがわかります．これらを総合し不安定プラークの診断は的確にできるようになりました．ところが，今の技術をもってしても，いつ破裂するか，いつ心筋梗塞になるかは予測不可能です．このプラークが直近に破裂するかどうかはわかりません．

　われわれの症例で，80歳代の方が心筋梗塞でPCIを行いました．責任病変のみステントを植え込み，治療は成功しました．そのときのOCT所見で近位部に線維性被膜の薄い不安定プラークを認めました．その後スタチンにてLDLコレステロールをガイドラインどおりに122から63mg/dLまで低下しました．これは世界のどのガイドラインにもあてはまる適切な二次予防です．ところが5ヵ月後にその近位部の病変でやはり心筋梗塞を発症しました．幸いPCIにて救命できましたが，ガイドラインどおりにやっていても再発はします．この症例にはPCSK9阻害薬を使用するべきであったかもしれません．

③ハイリスクの急性冠症候群

　急性冠症候群を起こしたこと自体がすでにハイリスクなのですが，糖尿病，慢性腎臓病，末梢動脈疾患，アテローム血栓性脳梗塞などの合併例はさらにハイリスクです．この疾患にはPCSK9阻害薬の適応が考えられます

④再発を繰り返す例

　これもハイリスク不安定プラークを多数有していることを示唆します．やはりPCSK9阻害薬による予防が適応となる可能性があります．

　これらのほかにもよい適応があるかもしれませんが，今後よい適応が確立されていくものと思います．

アドヒアランスの観点から

内服薬の数を減らすのはよいアイデアかもしれません．患者さんにとって毎日多くの薬を内服しなければならないのは，厄介なことです．実際の症例でも，アトルバスタチン（10mg）を4錠とエゼチミブ（10mg）を1錠内服していた方に，PCSK9阻害薬導入後にアトルバスタチン2錠とし，エゼチミブを中止したところ，5錠から2錠に減ったとのことで，大変喜ばれました．

ただし，PCSK9阻害薬のメカニズムを考えるとスタチンは併用していたほうがよく効くはずです．スタチンによりPCSK9が増えてしまったのをこの阻害薬がブロックするので，スタチンとの組み合わせは必須であろうと今のところは考えられています．PCSK9阻害薬の単独使用の報告は現在のところはありません．今後スタチン不耐性例への適応などが検討されていくと思いますので，今後の研究に期待しましょう．

V

コレステロール低下療法に用いられる薬剤

Question 31

▶ HDL コレステロールを増やす薬はありませんか？

Answer

HDL コレステロールを増やす CETP 阻害薬が開発されましたが，死亡率が増加してしまい開発中止となりました．HDL コレステロールを増やす有効な方法は生活習慣の改善です．

CETP 阻害薬の失敗

HDL コレステロールを増やす薬は実はすでに開発されました．開発当時は夢の薬として大きな期待が寄せられました．CETP 阻害薬といいます．HDL コレステロールを 48～120 mg/dL にまで増やし，LDL コレステロールを 125～100 mg/dL に低下させたため数値的には素晴らしい値が得られました．ところが，その無作為試験の結果はどうだったでしょうか？　驚くべきことに，偽薬に比べて，HDL を上昇させた患者さんの死亡率が逆に増加してしまい（図 1），開発が中止されました．善玉であるはずの HDL が約 3 倍に上昇したのに，いったい何が起こったのでしょうか？

善玉といわれる HDL コレステロールにも，実は悪玉がいる

これは薬の副作用ではなく，増加した善玉の HDL コレステロールそのものが悪者だった可能性が示唆されています．HDL コレステロールは善玉コレステロールといわれるように，通常末梢の血管についたコレステロールを引き抜く作用があります．しかしながら，空の HDL は引き抜き能力がありますが，満タンになるともう引き抜くことはできません．満タンの HDL は善玉どころか，逆に悪さをする可能性もあったということです．

本来，正常な生体では引き抜きを行った HDL のなかのコレステロールを LDL に転送させるメカニズムがあります．これが CETP という酵素の役割です．これをブロックするのが CETP 阻害薬です．ですから，数値としては HDL が高くなりますが，それは本来 LDL へ移るはずのものであり，これを転送させたものが LDL を経由して肝臓へ戻ります．無理に生体が行っていることを止めて HDL の

102

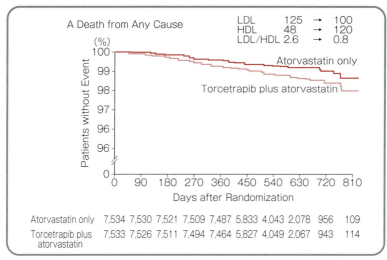

図1　スタチン単独とCETP阻害薬上乗せとの死亡率の比較
HDLは増加し，LDLは低下したが，有意に死亡率を増加．
(N Engl J Med 2007; 357: 2109 より引用)

数値を上げてもよいことはなかったということです．

多くのCETP阻害薬が開発に失敗しましたが，2017年欧州心臓病学会で有効であるとの報告がありました．しかしながら，これはHDL増加効果ではなく，この薬のLDL低下効果によるものと考えられています．よって，HDL増加をさせる薬は現在の段階で開発に成功したものはありません．

本来のHDLコレステロールを増加させる方法はないのか

では，本来のHDLコレステロール（空のコレステロール）を増加させる方法はないでしょうか？　今のところ有効な方法は，運動と体重を減量することです．生活習慣の改善は明らかに，そして確実にHDLコレステロールを増加させ，逆に中性脂肪を減らします．健康診断の結果などで，HDLコレステロールが低値の患者さんを診る場合，まず生活習慣の改善，すなわち運動と肥満の方であれば体重を減らす指導を行うことが最善策といえるでしょう．

一方，薬剤を用いてのHDLコレステロールへの介入方法は確立されていません．逆にLDLコレステロールを薬で下げることは死亡率を減らすことが確立されています．心筋梗塞後などで二次予防を行う場合は，まずLDLコレステロール値へ介入することでリスクを減らす一方で，やはり生活習慣の見直し指導をするべきでしょう．

Ⅴ．コレステロール低下療法に用いられる薬剤

◆ Column ◆

⑧ HDL コレステロールを上昇させる薬：今はないが開発中

　本文に HDL コレステロール（善玉）を上昇させる薬はないと書きました．本書執筆中の段階では，処方できるものはありません．しかし，いろいろと開発中です．

　近日中に使用可能となる薬剤は，ペマフィブラート（商品名パルモディア）という薬です．これは，peroxisome proliferator-activated receptor α (PPARα)という核内レセプターのひとつに結合する薬剤です．PPARαは，細胞内代謝などにかかわる転写因子です．フィブラート系薬剤は，PPARαに結合し，中性脂肪を低下させ，HDL コレステロールを上昇させます．ペマフィブラートは，従来のフィブラート系薬剤と比較してもより中性脂肪を低下させ，かつ HDL を増加させることができます．第 3 相試験の結果では，中性脂肪を 46％低下，HDL コレステロールを 22％増加させました．これによる心筋梗塞の予防に関しては，PROMINENT 試験という前向き無作為試験が 2017 年より開始され，世界で 1 万例の登録予定です．2 型糖尿病かつ脂質異常症の症例に対しプラセボもしくはペマフィブラートを偽薬または実薬に無作為化し，一次エンドポイントは心臓血管死＋非致死性心筋梗塞＋非致死性脳卒中＋不安定狭心症に予定されない血行再建を要する入院の複合エンドポイントとなっています．この結果は 2022 年に終了予定とされています．

VI

リスク管理の諸問題

Question **32**

▶ リスク管理全般について教えてください

Answer

　一度，心筋梗塞を発症した患者さんは生活習慣の改善が必須です．それぞれの生活習慣の改善やリスク管理のポイントを踏まえて，指導をしていく必要があります．

　心筋梗塞例は，糖尿病を合併していたり，喫煙歴があったり，高血圧だったり，コレステロールも高い状態です．いろいろ指導が必要ですが，どうしていったらよいでしょうか？

心筋梗塞の既往がある場合，生活習慣の改善は必須！

　リスクが複合されている方も大勢います．最も基本的なことは，心筋梗塞を起こしたということは，「今までの人生の生活習慣はダメだった」ということです．今のまま続けていれば，必ず再発し人生は終わる．そう自覚し，生活習慣を変えるよう指導することが重要です．「これは背水の陣であり，変えられなければ死ぬしかない」というように自覚を持っていただく必要があります．

①食事指導

　食事内容について，患者さんに栄養士さんの指導を受けていただく必要があります．糖尿病があれば糖尿病の栄養制限が第一になります．糖尿病のないメタボの方はカロリー制限が第一になります．

②運動習慣の指導

　運動習慣は心筋梗塞を減らします．発症から半年以内であれば心臓リハビリテーションプログラムに保険を利用して参加できます．定期的な運動習慣を身につけてもらうよう指導ください．運動習慣が身につくだけで，ずいぶんリスクを低下させることができます．運動で，高血圧も，メタボも，脂質異常も，糖尿病もかなり改善するはずです．

③睡眠指導

　あまり不規則な睡眠は自律神経が整わず，また肥満の原因にもなります．

④糖尿病管理

心筋梗塞例をみると4割が糖尿病を合併しています．糖尿病のない6割にも，きちんと精査をすると食後血糖の異常など，何らかの糖代謝異常が認められ，実は血糖が正常な方は1割しかいませんでした．食事と運動習慣である程度改善できますが，それでも HbA1c が高い方は，治療が必要です．「Question 34」に詳述しますが，薬物で HbA1c を低下することで心筋梗塞は予防できません．最近例外的に有効性がわかってきたのは，SGLT2 阻害薬という薬物で心筋梗塞や心臓死を減らすことができます．また，GLP-1α受容体作動薬やメトホルミンも有効です．ただし，糖尿病に合併する腎疾患も重大な問題であり，HbA1c をきちんとコントロールすることで腎不全を回避することができます．

⑤禁煙指導

心筋梗塞の発症が喫煙をやめるタイミングといえます．患者さんへの禁煙指導にあたっては，「心筋梗塞のつらさを思い出してください．明らかにその原因となっています」というのも一案です．禁煙プログラムも充実してきていますが，心筋梗塞で禁煙できた方はたくさんいます．残念ながら，禁煙してからリスクが正常に戻るまでに観察では10〜15年かかるといわれています．しかし，続ければ悪いのは明白ですので，必ず禁煙指導しましょう．

⑥高血圧管理

高血圧は心臓にとっての重量負荷です．筋肉は重いバーベルをあげると筋肉が大きくなりますね．心臓も高血圧が続くと筋肉が大きくなります．収縮力は強くなりますが，心臓のパワーとしては逆に落ちます．それは，心臓のパワーが拡張したときと収縮したときの容量の差がポンプとしての機能なのですが，心筋が大きくなると拡張したときに大きく拡張できなくなります．そうすると，いくら強く収縮してもポンプとしては弱くなります．したがって，血圧が高いのは心臓にとっての負担なのです．心筋梗塞後はさらに一部の心筋が落ちた状態になっています．正常値にコントロールする必要があります．使用する薬剤は心筋梗塞後では，アンジオテンシン変換酵素阻害薬（ACE 阻害薬）やβ阻害薬が予後改善効果もあり推奨されています．

⑦コレステロール管理

本書で述べてきましたが，心筋梗塞予防には安全で確実なターゲットです．下げ過ぎても心配がいりません．したがって，心筋梗塞予防にはスタチンによる確実な低下が推奨されています．コレステロールの値にかかわらずスタチンを処方してください．

Question 33

▶ 夫婦でまったく同じ食べ物を食べている患者さん，一人は血液中のコレステロールが低く，もう一人が高い……なぜでしょうか？

Answer

　身体のなかのコレステロールは，食事由来だけでなく体内で合成されるものもあります．また，身体から排泄もされていきます．つまり，同じような食事をしていたとしても，合成・排泄の機能において遺伝子的に夫婦でまったく異なることがあるのです．

　ある日，老夫婦が外来にやってきて，「長年二人でずっと同じ食事をしているのに，夫が LDL コレステロール 120 mg/dL と正常値なのに，妻である私は LDL コレステロール 190 mg/dL と検診でいわれました．ずっと同じ生活をしていたら，同じ数値になるはずじゃないでしょうか？　何か測定方法が間違っているのではありませんか？」と質問されました．
　さあ，どのように説明すればよいでしょうか？
　まったく同じものを食べている二人が血液中の LDL コレステロールが実際に全然違うのです．

血液中のコレステロールの出入り（IN と OUT）（図 1）

　これは実はよくあることです．説明のポイントは 2 つあります．血液中のコレステロールの IN の部分と OUT の部分です．つまり，血液中のコレステロールが入ってくるパートと出ていくパートを考えなくてはなりません．
　IN について，血液中のコレステロールは，食事由来がすべてではないことを念頭に置く必要があります．コレステロールはもちろん食事由来もあるのですが，血液のコレステロールの 2 割程度で，多くは体内で合成されたものです．よって，まったくコレステロールを摂取しなくても，糖質をとっていれば不足することはありませんし，体内で合成しそれが血液中に出てきます．
　OUT について，血液中のコレステロールはどのようになくなるのでしょうか？

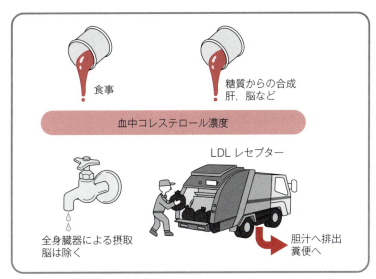

図1 血中コレステロール濃度

それは全身の LDL レセプターを介して血液から全身の臓器に吸収されていき除去されます．そのうち最も大きな除去先は肝臓で，糞便に排出されます（「Question 07」参照）．

コレステロールは食事由来だけではない！

この患者さんの質問は，食事由来のものはいっしょであるということです．しかしながら，合成系，排出系にかかわるものは，血縁がない夫婦ですから，つまり遺伝的にまったく違う可能性があるということです．

特にLDLコレステロールを血液から除去するLDLレセプターに関しては，個人差は歴然として存在すると思います．本当に差がつくのは遺伝性高コレステロール血症ですが，この奥様の場合には遺伝性高コレステロール血症の鑑別を念のため行う必要があると思います．

したがって，答えとしては，血液中のコレステロール濃度を決めるのは食べ物からの分は一部であり，体内で合成する分があること，また余分なものを血液から糞便へと排出する能力には個人差があり，排出能力が最も血液中の濃度を決める要素であること，などを理解いただく必要があります．念のため高い方の遺伝性高コレステロール血症の鑑別を行うこともお勧めします．

Question 34

▶ 糖尿病患者さんから「なぜ糖尿病なのにコレステロールを下げる薬を処方されるのか？　的外れでは？」と言われました…

Answer

　糖尿病患者に対し，スタチンによるコレステロール低下療法を行ったところ，明らかに心筋梗塞や死亡率を低下させたという結果が世界中で報告されています．つまり，スタチンは糖尿病患者にとって"間違いのない心筋梗塞予防薬"といえます．

　「心筋梗塞になったことがあり冠動脈にステントが入っています．糖尿病ですが，コレステロールは正常値です．この場合，糖尿病治療が優先されるべきではないでしょうか．しかし，私の主治医はコレステロール低下もするべきといって，薬を処方します．ちょっと的外れではないでしょうか？」こんな質問をされたら，なんと答えたらよいでしょう．

▌血糖値の心筋梗塞リスクの関係

　糖尿病の死亡原因の 8 割は心臓血管死です．糖尿病例の心筋梗塞予防は，予後改善のため重要です．

　糖尿病の慢性的な血糖値の指標に HbA1c という値があります．正常は 6.2％未満です．HbA1c の値と細小血管症（糖尿病腎症，糖尿病網膜症，糖尿病神経症）の間には関連を認めます．一方，糖尿病の心筋梗塞リスクは治療後の HbA1c と相関を示しません．後ろ向きの大規模な調査では J カーブ現象を示し，HbA1c 7 〜8％くらいで一番リスクが低く，HbA1c 6％台になってくると逆に死亡率や心筋梗塞発生率が上昇します．前向き無作為試験においても HbA1c 6％という正常値を目指す積極的治療戦略と 7％台を目標にする治療戦略を比較したところ，正常値を目指したほうが明らかに HbA1c は低かったにもかかわらず逆に死亡率が高いという結果が出ました．つまり，HbA1c を正常値にしたからといって，糖尿病の心筋梗塞リスクや心臓死のリスクは減らせないどころか逆に上昇してしまっ

たという結果が出たのです．不思議な話ですが，今までのデータをまとめると，糖尿病患者に血糖値が高いのは心筋梗塞リスクですが，糖尿病で薬剤を用いて血糖値を正常にしても心筋梗塞リスクは減らないのです．

HbA1c を下げても，心筋梗塞の予防には効果がない!?

　最近の研究から糖尿病は HbA1c ではなく，その治療法によりリスクが下がる報告がなされています．SGLT2 阻害薬，GLP-1 受容体作動薬，メトホルミンなどは心筋梗塞や死亡リスクを下げる可能性があるものの，その他の薬剤では心筋梗塞も死亡も減らないようです．

　一方，糖尿病患者にコレステロールを下げる治療をしたらどうなったでしょうか．スタチンを投与したところ，明らかに心筋梗塞や死亡率を低下させる効果を認めました．これは，世界中どこでやっても同じ結果が得られており，糖尿病症例へのスタチンの心筋梗塞予防効果は明らかであると考えられています．

　糖尿病の方の HbA1c 低下は，腎症，神経症，網膜症などの細小血管症を減らします．ところが，心筋梗塞の予防には無効です．したがって，長生きするためには糖尿病の治療よりも，スタチンによるコレステロール低下が最も有効で，今のところそれに勝る予防法がみつかっていません．今後，糖尿病治療薬の SGLT2 阻害薬を内服すればスタチンはいらないのかという疑問に対する答えが明らかとなってくると思いますが，本書執筆中の現段階ではスタチンが最適な予防となっています．

糖尿病であればとにかくコレステロール値を下げるのが得策

　これらのことから，2013 年の米国のガイドラインでは，40〜75 歳の糖尿病患者ではコレステロール値にかかわらず，糖尿病であれば全例スタチンを投与すべきとなりました．つまりコレステロールは正常でも，もしくは正常より低くても糖尿病があればスタチンを内服しましょうとなったわけです．これももともとの基本のコレステロール値が高くても，低くても下げれば心筋梗塞発生率は減らせるという調査結果に基づいています．ですから，スタチンの位置づけはハイリスク例に対する心筋梗塞から予後を改善する「長生き薬」として専門家は考えています．患者さんから今回のような質問をされた場合は，「糖尿病の方にコレステロール値が高くないのに，コレステロール低下薬を処方するのは的外れと感じられるかもしれませんね．ただし，すでにスタチンはコレステロール低下薬というよりも "間違いのない心筋梗塞予防薬" という位置づけなのです」とお答えしましょう．

VI　リスク管理の諸問題

Question 35

▶ コレステロールを下げ過ぎると低血糖のような問題が起こりませんか？

Answer

コレステロールでは下がり過ぎによる合併症は起こりません．コレステロールはすべての細胞で合成できるため，たとえ血液中のコレステロールがゼロになっても問題ありません．

糖尿病では，血糖を下げ過ぎると低血糖になり重大な合併症です．では，コレステロールも下がり過ぎることで合併症が起こるのでしょうか？

糖尿病と高コレステロール血症の管理目標は異なる

糖尿病と高コレステロール血症は，ともに動脈硬化のリスクファクターで合併している症例も多く，介入が必要な疾患です．両者は類似しているので患者さんも医療スタッフも混乱しているのですが，臨床データが示すところは，糖尿病と高コレステロールは管理目標が，まったく違うということです．

たしかに，もともとの値を観察すると（図1），LDLコレステロールと死亡率の間にはJカーブが存在します．血糖値の場合は，同様にJカーブに類似するのですが，正常値以下の低血糖では死亡率が高い危険域のため，この場合にはすぐさま生命にかかわり緊急事態となります．よって緊急事態を迎えている方を除いて安定している症例では，右肩上がりの危険率になります．

一方，治療として下げた場合の関係を図2に示しますが，LDLコレステロールの場合は，下げれば下げるほど死亡率は低下します．また下げたことによる合併はなく，総死亡率も低下します（表1）．この直線は下げ過ぎた場合にも適応されることがわかってきました．したがって，正常値より低くなる"下げ過ぎ"が善なのです．逆に糖尿病の場合にはJカーブが存在し，HbA1cを正常まで下げると逆に死亡率が上昇します．ですから，糖尿病の場合には下げ過ぎ厳禁になります．後ろ向き試験では正常より少し高いあたりがよいことになります（Lancet 2010; 375: 481-489）.

Question 35

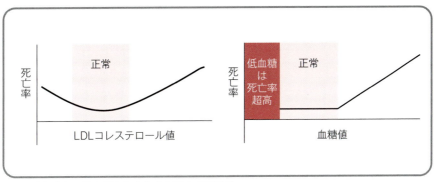

図1 もともとの値を観察したときと死亡率の関係

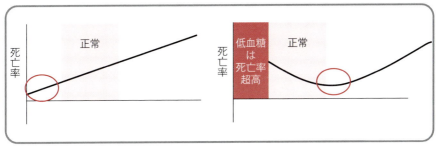

図2 治療後の値と死亡率の関係
赤丸は，死亡率が最も低くなる治療目標値を示す．
LDLコレステロールの場合は正常値以下，血糖値の場合は正常から少し高めあたりである．

脳に対する影響の違いは？

　脳が栄養素とするのは脂質でもなくタンパクでもなくグルコースです．したがって，血液中のグルコースが低下する低血糖になると緊急で脳障害を生じます．血液中のグルコースは脳が生きるために必須です．ところが，脳はコレステロールを血液中から一切とりません．脳血液関門をLDLコレステロールは通過しません．したがって，血液中のLDLコレステロールがゼロだとしても脳は困りません（表1）．

　これらのことから，治療のターゲットとしてみた場合には，血液中のコレステロールは下げれば下げるほど心筋梗塞を減らし，さらに死亡率を減らします．そ

VI. リスク管理の諸問題

表1　コレステロールと糖尿のコントロールの違い

	高コレステロール血症	糖尿病
血液中に上昇する物質	LDL コレステロール	グルコース
もともとの値	J カーブ	直線
治療として下げた場合	直線	J カーブ
下げ過ぎた場合	安全	危険
下げ過ぎの脳への影響	なし	危険

して，コレステロールが低いことによる合併症はありません．一方，グルコースだけに代謝を頼っている脳は，低血糖になると脳障害が起こります．決して低血糖になるほど下げてはいけないのです．HbA1c のコントロールは正常の少し高いくらいがちょうどよいのです．

＊　　　＊　　　＊

　LDL コレステロールの正常者の平均値は 80 から 120 mg/dL くらいですが，LDL レセプターを詳細に検討した Brown と Goldstein 先生が予測した人の生理的正常値は 25 から 60 mg/dL でした．PCSK9 阻害薬の登場で，これを到達可能な時代になってきました．そして，心筋梗塞の予防に役に立つこともわかってきていました．コレステロールは血液中には低くても全身に対する障害はありませんので，必要な症例には勇気をもって下げても大丈夫だと指導していただければと思います．

　図2 の丸で囲ったところが，死亡率を最も下げる治療介入ターゲットになります．コレステロールの場合は正常値以下が最も死亡率が低く，血糖値の場合は正常から少し高めで死亡率が低いのです．よって治療ターゲットはまったく違うのです．

Question 36

▶ 薬剤師さんから「コレステロールが正常値より低いのにスタチンを処方されているのは誤りでは？」と問い合わせが入りました…

Answer

その患者さんのもとの値から低下させることが心筋梗塞の再発予防に有効です．もともと低い患者さんでも，それより下げれば心筋梗塞予防に有効なのです．ですから，ハイリスク例ではコレステロールが低くてもスタチンを処方します．

あるとき，薬局の薬剤師から連絡が入り，こう言われました．「正常値よりコレステロールが低い症例にスタチンを開始することはあるのでしょうか？　コレステロールを下げる薬をコレステロールが低い人に処方するのは誤りだと思います」．別のときには「コレステロールが低い症例にスタチンを開始されましたが，先生，ちゃんとデータをご覧になっていますか？」あからさまに診療をきちんとしていないのではないかと疑われてしまいました．こんなとき，どう答えますか．

数値目標よりももとの値から下げることが大事

従来のガイドラインでは，心筋梗塞後の二次予防には LDL コレステロール 100 mg/dL 未満の達成が推奨されていました．これを目標に治療した結果を東海大学で調査し，100 mg/dL 未満の達成者において死亡率が下がったかどうか検証してみました．結果は驚くべきことに 100 mg/dL 未満であろうがなかろうが死亡率にまったく差はありませんでした．

一方でスタチンを内服していれば 100 mg/dL 未満でも 100 mg/dL 以上でも予後は良好でした（図 1）．これが意味するところは，もともとの値から下げるほうがある一定の数値目標を達成することより重要だということです．

海外のガイドラインも多くが 50% 減少を目標にしています．すなわち，もともと 180 mg/dL の方であれば 90 mg/dL 以下を目指し，もともと 140 mg/dL の方であれば 70 mg/dL 以下を目指すというものです．海外の様々な調査でも，下

VI　リスク管理の諸問題

Ⅵ. リスク管理の諸問題

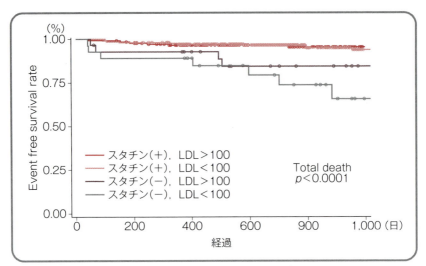

図1　日本人の冠動脈インターベンション後の二次予防の成績
LDL 100 を達成しているか否かはイベントと関連なく，スタチンを内服しているか否かが関連した．
(Tanaka S et al. Cardiovasc Interv Ther 2016 Aug 18. [Epub ahead of print]
DOI:10.1007/s12928-016-0419-8 より引用)

げたほうがよかったという結果が出ています．逆に目標値の達成で死亡率が改善したという試験結果はひとつもありません．もともと LDL コレステロールが高い方はもちろん，もともと低い方でも減らすことで死亡率を減らすことができることがわかりました．したがって，コレステロールが正常値より低い，たとえば 75 mg/dL くらいだとしても 37.5 mg/dL を目指して治療するのが心筋梗塞後のハイリスク例に限っては必要となってきます．

もちろん，リスクのない例は別ですが，心筋梗塞後の再発予防は，再発が死亡に直結しますので，絶対に避けたいと思います．そのときにはもともとの値より 50％下げるというのが世界的な通常の予防法になっています．日本のガイドラインも 2017 年ハイリスク例では 70 mg/dL 以下を目指すという文言が加わり，より強力に治療可能となりました．

日本のガイドラインと実臨床とのねじれ

しかしながら，2017 年以前の日本のガイドラインでは，LDL コレステロール 100 mg/dL 以下が目標となっていました．すべての調査，世界的なガイドラインでももとの値からどれくらい下げたほうが予防につながるとされているのに，日

本のガイドラインでは数値目標となっていたため，臨床現場には捻じれが生じていました．たとえば，もともと100 mg/dL未満で冠動脈疾患になった例は東海大学の調査では36％に存在し，これらの方にはスタチンが処方できなかったのです．海外のガイドラインでは処方することで心筋梗塞が予防できたのに，これらの方には処方しようとしてもすでにガイドラインを達成しているのでスタチンを内服できない．そして調査の結果これらのスタチンを処方できなかった患者さんたちが最も死亡率が高いという結果が出ました．

心筋梗塞の二次予防には，とにもかくにもコレステロール低下療法を！

　私は信念をもって二次予防例にはコレステロール低下療法を行います．薬剤師さんによっては，コレステロールが低い人に処方すると，この処方はおかしいと主治医に電話をかけてくるケースがあります．「先生！患者さんの検査データ，ちゃんとみていますか？　LDLコレステロールが低いのにスタチン出すなんて，今日は数値を見忘れていませんか？」

　患者さんが薬剤師さんの後ろで，医者に言えなかった文句を薬剤師さんが代わりに言ってくれた…「あー，この薬剤師さん，素晴らしい」と感心している顔が想像できます．その結果は明らかで，この患者さんの死亡率は3割上昇します．しかしながら，ここから説得して再開するのは至難のわざです．データをきちんとみていないかもしれない医師と正義の味方の薬剤師さん．患者さんがどちらを信じるかは明白ですね．

　この類の薬局からの電話，いまだに頻繁にかかってきます．不毛の議論と不毛の時間ですね．スタチンを患者の寿命を改善する薬と思って処方している医師とコレステロールを低下させる薬と思っている薬剤師ですから，コレステロールが低い人に処方すれば，このような問題が生じます．

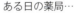

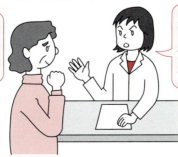

Question 37

▶ 「私は心筋梗塞のハイリスクですか？」と患者さんから聞かれることはありませんか？

Answer

ハイリスクがどうか予測できる吹田スコアというものがあります．

「心筋梗塞のハイリスクであればリスク管理をするべきである，ということですが，私はハイリスクなのかどうか知りたいです」こんな質問を患者さんから受けたことはありますか？

リスクを統計学的に予測できる？

大勢の方を観察し，リスクを持つか否かから疾病の発生率を予測する観察研究のことをコホート研究といいます．喫煙，高血圧，糖尿病，高コレステロールを測定しその方たちを10年以上観察します．すると，その間に心筋梗塞になる方が一定の割合でいます．その発症リスクを10年前のベースラインのリスクからどれくらいの割合で起こるかが統計学的に予測できます．

海外では，フラミンガム研究というのが有名で信頼できるデータですが，日本人をあてはめるとどうも正確な予測値が出ませんでした．

日本人にあてはめたリスクスコアがある

日本では，国立循環器病研究センターが行った吹田研究という吹田市の住民の方（30〜79歳まで）6,485人を対象とした観察研究があります．これに基づけば，フラミンガム研究よりも正確に日本人の心筋梗塞予測ができることがわかりました．

この研究では，日本人では，慢性腎臓病がリスクとして重要な位置を占めることもわかりました．

インターネットのサイトで，自動計算ソフトも公開されています．

日本動脈硬化学会サイト

http://www.j-athero.org/publications/gl2017_app.html

危険因子						合計得点	発症確率
変数	**得点**		**変数**		**得点**	35 以下	1%以上
年齢			LDL コレステロール (mg/dL)			36～40	1%
35～44 歳	30		100 未満		0	41～45	2%
45～54 歳	38		100～139		5	46～50	3%
55～64 歳	45		140～159		7	51～55	5%
65～69 歳	51		160～179		10	56～60	9%
70 歳以上	53		180 以上		11	61～65	14%
性別			HDL コレステロール (mg/dL)			66～70	22%
男性	0		40 未満		0	71 以上	28%以上
女性	−7		40～59		−5		
現在の喫煙状況			60 以上		−6		
喫煙している	5		CKD（慢性腎臓病）				
糖尿病			ステージ 1～2 (eGFR 60 以上)		0		
糖尿病がある	6		ステージ 3 (eGFR 30～59)		3		
血圧			ステージ 4～5 (eGFR 30 未満)		14		
至適血圧	−7						
正常血圧	0						
ステージ 1 高血圧	4						
ステージ 2 以上 高血圧	6						
合計得点							

冠動脈疾患：
心筋梗塞
冠動脈バイパス手術
冠動脈形成術
24 時間以内の内因性
急性死

図 1 吹田スコアによる心筋梗塞発生率，予測
（国立循環器病研究センターホームページより引用）

このスコア（図 1）から相対リスクではなく，10 年間の発症予測が何パーセントという絶対値で答えが出てくるところが有用です．

この計算の結果でハイリスクであると診断された方にはリスク管理が重要となります．リスクのなかで安全にまた確実に低下させられるのは血液中のコレステロールですから，ハイリスクの方はコレステロール低下療法を含めた管理を考えるとよいでしょう．

VI. リスク管理の諸問題

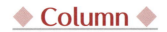

⑨ 吹田スコアを眺めて

　吹田スコアは日本人のデータをもとにして国立循環器病研究センターにて作成された10年間に心筋梗塞をどれくらい発症するかというリスクスコアです．簡便に計算できて便利ですが，この表を眺めていくつか気づいた点があるので述べたいと思います．

　まず，眺めて思うことは，点数の最も大きな配分を占めるのが年齢であることです．70歳以上で53点というのは他のリスクを圧倒する大きなリスクです．つまり，動脈硬化はひとつの老化現象であることに間違いありません．

　次に，気がつくのは，段階的になっているものと，そうでないものがあることです．年齢，血圧，LDLコレステロール，HDLコレステロール，慢性腎臓病に関しては段階的です．一方，男性，喫煙，糖尿病に関してはそれがあるだけでリスクであるということになります．本書のテーマであるLDLコレステロールは5段階に分かれていて，年齢とともに最も差別化されています．つまりLDLコレステロールは低ければ低いほど，年齢は若ければ若いほどよいことがわかります．

　一方，喫煙に関してはどうでしょうか．喫煙に関しては煙草を1日1本でも60本でも吸っていれば同じリスクなのです．患者さんが「たばこ20本から3本に減らした」と自慢げにおっしゃいますが，リスクは完全に禁煙しなければ減らないのです．

　さらに，糖尿病ですが，HbA1cという2ヵ月分の血糖の平均値を示す指標があり，標準的に用いられています．ところがどうでしょうか？ HbA1cの値に応じてリスクが増減するようになっていません．糖尿病があれば，もうそれだけでリスクであり，HbA1cが高かろうが，低かろうが同じ心筋梗塞の発症リスクであるという判定なのです．ここはコレステロールとはずいぶん違います．

　最後に，実は私が最も気になるところは，血圧です．正常血圧（収縮期120～130）ではリスクがゼロなのに対し，至適血圧（収縮期90～119）では－7となり，実はこの間に大きなリスクの差があります．患者さんが「血圧110まで下がったが，下がり過ぎではないのか？」といわれますが，実はそこが最もリスクが低い値です．心筋梗塞リスクに関してはこの正常と至適の間に大きな差がありました．現在の管理目標値は正常血圧ですが，今後さらに低い値に変更される可能性が示唆されているのかもしれません．

Question 38

▶ 検診結果が LDL コレステロール 148mg/dL で高値といわれ受診してきた患者さん，即治療開始でしょうか？

Answer

　心筋梗塞の既往，高血圧，喫煙歴，腎機能，糖尿病などのリスクがあるか，ないかで考えます．ない場合は，生活習慣の改善，運動・食事療法ですぐに正常値になるでしょう．一方，他のリスクがある場合は薬物治療を考慮します．

　「65 歳女性で，LDL コレステロール 148mg/dL，HDL コレステロール 52mg/dL，TG 100mg/dL，総コレステロール 220mg/dL です．私はどうしたらよいでしょうか？」検診結果により来院される患者からこのような質問をされることはありませんか？

　ここでは二人の患者 A・B を取り上げて考えてみましょう（表 1）．

表 1　LDL コレステロール値は同じでも心筋梗塞発症リスクは 6 倍以上異なる

	患者 A	患者 B
LDL コレステロール	148mg/dL	148mg/dL
糖尿病	なし	あり
喫煙	なし	あり
高血圧	なし	あり
腎障害	なし	あり
10 年間心筋梗塞発症予測	4.8%	28%

コレステロール以外のリスクがない場合

　もし，この患者 A が，心筋梗塞の既往がなく，高血圧もなく，たばこも吸わず，腎機能正常で糖尿病もないとすれば，Question 37 で述べた吹田スコアによると 10 年間の心筋梗塞発症リスクは 4.8%となります．中リスクですので生活習慣の見直しなどの対応でよいでしょう．LDL コレステロールの管理目標値も 140mg/dL

VI　リスク管理の諸問題

未満が動脈硬化学会推奨値になります．とすれば少し低下させれば 140 mg/dL になります．生活習慣の改善，運動，食事内容の改善などで対応可能でしょう．

コレステロール以外のリスクがある場合

一方，患者 B の場合，同じ年齢の女性でまったく同じコレステロール値でも，糖尿病があり，腎障害があり，高血圧があり，喫煙歴もある方の場合はどうでしょうか？ この場合は 10 年間の心筋梗塞発症率 28％以上となります（患者 A の約 6.5 倍！）．この場合には，厳重なリスク管理が必要です．同じコレステロール値でもスタチンによる治療が推奨されます．スタチンはコレステロール低下薬ですが，この場合には心筋梗塞のリスクを減らす薬としての役割を期待します．もちろん糖尿病，禁煙指導，血圧管理も重要な部分です．いずれにしても，しっかりとした管理と治療をしないと心筋梗塞になってしまう確率が高い例ということになります．したがって，患者 B には，スタチンをすぐ内服してもらうのが正解となります．

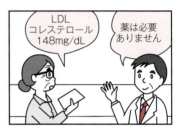

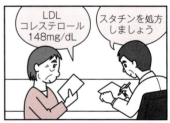

LDL コレステロールは複数ある心筋梗塞発症リスクのひとつであることを忘れない

血液中の LDL コレステロールは重要なリスクのひとつですが，多くのリスクの一部であることも忘れてはいけません．その患者さんの総合的なリスクを考え，適切な対応をとることになります．

一方，患者さんは，同じコレステロールの値でも薬を出す場合と出さない場合があるのは何かおかしいのではないかと思われることでしょう．それは，総合的なリスクに基づいて心筋梗塞および心臓死を予防しようという観点で薬の処方を決めているためなのです．

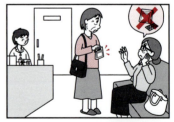

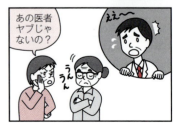

Question 39

▶ 高コレステロールの場合，コレステロール制限食が治療の基本ではないのですか？

Answer

実は，コレステロール制限食そのものは推奨されません．しかし，過食，偏食をしてもよいわけではなく，飽和脂肪酸・トランス脂肪酸を減らすなど包括的な食事の見直しが必要です．

糖尿病では，糖分を制限します．高血圧では塩分を制限します．これらは治療の基本として，最初に行うべきこととされています．こうしたなか，患者さんから「高コレステロールではコレステロール制限が治療の基本ではないのでしょうか．それなのに，最近高齢者は肉を食べるべきという意見もあり混乱しています」といったことを言われた経験があります．

コレステロールの摂取量と血液中のコレステロール値は比例しない!?

驚くべきことに，コレステロール摂取量と血液中のコレステロールは比例しません．何度も調査されましたが，コレステロールの摂取量とは血液中のコレステロール値は関連が認められませんでした．そして，コレステロール摂取量と心筋梗塞の発症率も関連が認められませんでした．よって，米国の学会からはコレステロール制限食は推奨しないことになりました．それを受け，日本の学会もコレステロール制限を推奨しないことになっています．

そのメカニズムについては，食事のコレステロールは血液中の一部であり，体内では合成されるコレステロールのほうの量が多いということかもしれません．さらに，血液中のコレステロールを決めるのは，入ってくる量というよりも，血液の"ものを捨てる能力"のほうがより重要ということでしょう．血液中のコレステロールを捨てる能力は体質や遺伝的な要素のため同じ食事でも高い人は高く，低い人は低いのです．

高齢者に肉を制限しないことなどがマスコミで取り上げられています．肉や卵は重要なタンパク源であり，日本人の高齢者に虚弱型で筋肉が不足している方た

VI リスク管理の諸問題

VI. リスク管理の諸問題

ちにはタンパクを摂取いただく必要があります．最近の指導はこれに基づいています．

■ コレステロール制限では不十分というのがポイント

では，コレステロール制限が有効でないとしたら，検診でコレステロールが高いときにはどうしたらよいのでしょうか？ 表1のような生活習慣の改善が推奨されています．基本になっているのは，コレステロールは糖質や脂質から合成されるため，コレステロールの制限だけでは不十分ということです．バランスのよい食事，飽和脂肪酸つまり普通の脂分を減らすこと，トランス脂肪酸を減らすことなどが必要です．さらに血圧管理や運動なども包括的に推奨されています．つまり，食事のコレステロールは一部であり，合成分の材料もすべて配慮したバランスのとれた食事が推奨されています．

栄養士さんに話をきくと，バランスのとれた食事をすれば必然的にコレステロールの摂取量は1日200～300mg以内になるそうです．これは，従来推奨されてきたコレステロール摂取量ですから，コレステロールだけを考えるのではなく，全般的な食事のバランスを第一に考えることが優先順位の上位ということになります．

表1 生活習慣マネジメントの推奨事項（栄養6項目と身体活動1項目）

野菜・果物，全粒穀物の摂取，低脂肪乳製品，鶏肉，魚，豆類，非熱帯性植物油，種実の摂取を増やし，甘い物，砂糖含有飲料，牛肉・羊肉（赤肉）を制限するような食事パターンで食べること．
- 上記の食事パターンを，適正なエネルギー必要量，個人的・文化的嗜好，食事療法が必要な各病態（糖尿病など）に合わせる．
- DASH食パターン，米国農業省食パターン，AHA食などの食事計画を用いる．

LDLコレステロールを低下させるため，飽和脂肪酸エネルギー比を5～6%となるような食事パターンを目指す．

LDLコレステロールを低下させるため，飽和脂肪酸エネルギー比を減らす．

LDLコレステロールを低下させるため，トランス脂肪酸エネルギー比を減らす．

血圧を低下させるため，ナトリウム摂取量を減らす．
- 1日のナトリウム摂取量を2,400mg（＝食塩相当量として6.0g）以下にする．
- 著明な降圧のためには1日のナトリウム摂取量1,500mg以下の厳格な減塩が望ましい．
- 減塩の到達目標を達成できない場合は，1日のナトリウム摂取量を少なくとも1,000mg減らす．

血圧を低下させるため，DASH食パターンと減塩を組み合わせる．

LDLコレステロールとnon HDLコレステロールを低下させるため，また，血圧を低下させるため，中等度～きつい強度の有酸素運動を40分間，週3～4回実施する．

DASH食は日本人の場合「和食」とおきかえてよい．
（日本動脈硬化学会．ACC/AHA「心血管疾患リスク低減のための生活習慣マネジメントのガイドライン」に対する日本動脈硬化学会の見解　http://www.j-athero.org/outline/guideline_lifestyle.html［最終アクセス2017年11月24日］）

つまりコレステロール制限ではなく包括的な食事の見直しが必要

　逆説的ですが，コレステロールが高いといわれたときの対応は，コレステロール制限ではありません．ただし，包括的な食事の見直しは必要です．バランスのとれた内容にする必要があります．また，合併疾患がある場合，特に糖尿病の場合にはカロリー制限を中心とした糖尿病食を，メタボリックシンドロームの方は減量し，内臓脂肪を減らすことが重要です．バランスのとれた食事内容と適度な運動は動脈硬化予防に重要で基本的なことです．ですから，コレステロール制限はないといって，過食，偏食をしてもよいといっているわけではないことにご注意ください．

Question 40

▶ 「酸化 LDL が悪いので，スタチンをやめて抗酸化効果のあるビタミン E を内服したいです」と患者さんに聞かれたらどうすればよいでしょうか？

Answer

　　ビタミン E のサプリは動脈硬化予防に効果がないことが示されており，一方スタチンの効果はこれまで述べたとおりです．つまり，「ビタミン E は役に立たないので，飲むのはやめましょう．一方，スタチンは服用を続けましょう」と説明しなくてはなりません．

　酸化 LDL が動脈硬化に悪いと聞いたので，抗酸化作用のあるビタミン E を内服したいという希望される患者さんがいます．一方でコレステロール低下作用のスタチンは副作用が心配なので，やめたいと．この考えはどうでしょうか？

酸化 LDL は動脈硬化に悪い？

　酸化 LDL が動脈硬化に悪いというのは 1980 年代に行われた実験に基づいています．マクロファージを培養していても，普通の LDL は取り込みません．しかし，酸化 LDL やアセチル化 LDL などをマクロファージは取り込むというものです．マクロファージが LDL コレステロールを貪食するのは動脈硬化巣での大きな原因のステップですので，この実験から酸化 LDL こそ超悪玉であるという仮説が生まれました．

　その後，マクロファージが酸化 LDL を取り込むのはスカベンジャー受容体であることが同定され，多くの論文が発表されました．酸化 LDL が超悪玉であるという仮説は，多くの人が信じてきました．LDL を減らすよりも LDL を酸化させないほうが治療ターゲットになるのではないかと思われました．

ビタミン E は動脈硬化予防に有用なのか？

　そこで，抗酸化作用を持つビタミン E（α トコフェロール）または β カロテンまたはその両者でヒトにおける動脈硬化予防になるかどうかの大規模無作為試験が

行われ，1997 年に Lancet 誌に発表されました．対象は心筋梗塞の既往のある
例で平均 5 年経過観察しましたが，その結果 β カロテン群，ビタミン E＋β カロ
テンの両者を内服した群では，プラセボ群に対し有意に死亡率（1.75 倍，1.58
倍）が増加しました．ビタミン E 単独ではプラセボに対し 1.33 倍の死亡率の増加
傾向はあるものの有意差は認めませんでした．結論として動脈硬化予防にこれら
の内服は推奨しない，すなわち当初の予測とまったく反対の結果であったわけで
す．

　同様の試験結果がいくつも出てきたため，ビタミン E などの抗酸化薬で動脈硬
化を予防するというのは無効であるというのが通説となりました．したがって，
ビタミン E は動脈硬化に対する適応はなく，その効果はないということになりま
す．

ビタミン E サプリの動脈硬化予防への効果はなし

　もちろん，動脈硬化が酸化作用で悪化する学説が完全に否定されたわけではあ
りません．まだ動脈硬化の原因やそのメカニズムは多くの研究者が研究していま
す．最近では酸化 LDL に対する自己抗体の存在が免疫と関連するのではないかな
どの報告もあります．

　ただし，動脈硬化予防として，ビタミン E をサプリとして内服することに
はすでに効果がないことが証明されました．ビタミン E を動脈硬化予防として
内服するのは，やめたほうがよいでしょう．何の役にも立ちませんし，死亡率を
増加させるおそれもあります．一方スタチンは無作為試験の結果プラセボに対し
有意に死亡率を減らすことがわかっています．「ビタミン E を続けて，スタチンを
やめたい」という患者さんの希望は，効果のないものを続けて効果のあるものを
やめたいということです．それは医師としてはまったくお勧めできません．

＊　　　＊　　　＊

　実際には，スタチンをやめてビタミン E を予防薬として内服したいという方は
今でも多くいらっしゃいます．考えなおしてもらうように説明が必要です．

Question 41

▶ 透析中の患者さんのコレステロール管理はどうしたらよいでしょうか？

Answer

透析中の患者さんでも高コレステロールは心筋梗塞のリスクです．やはり，コレステロール低下療法を行いましょう．

透析例では，コレステロール値を下げないほうがよいという話をきいたことがあります．最近ではどうなっているのでしょうか？

透析療法を開始した患者へのスタチン投与は効果がある？

2型糖尿病による透析例 1,255 例に対しスタチン治療を行うかどうかの無作為試験（4D）という試験の結果では，心血管死亡，非致死的心筋梗塞，脳血管障害の複合エンドポイントは 8％減少したものの有意差はないという結果でした．

次に，透析例 2,776 例に対する無作為試験（AURORA）においては，やはり 4％イベントを減らしたものの有意差ではありませんでした．これらの結果から，透析療法を開始した患者さんに対して新たにスタチンを開始しても心血管疾患全般のリスクは改善できないと考えられていました．

ところが，試験の結果をみてみると，4D 試験では，心臓死，非致死的心筋梗塞，PCI，CABG，その他のインターベンションなど，より広くイベントを調べてみると，そのリスクは 18％有意に低下していました．実は効果があるのではないかとの意見もありました．

透析中症例においても高コレステロールは心筋梗塞のリスク

2011 年に発表された SHARP 試験では，9,270 例のうち透析例が 3,023 例，非透析の慢性腎臓病が 6,247 例で，スタチン＋エゼチミブにて治療したところ，コレステロール低下群において有意に心血管イベントを低下させたという結果が報告されました．内訳をみてみると，最も有意に減ったのが虚血性脳卒中で，冠動脈のインターベンションも減少しました．この試験においては，透析と非透析

128

を分類して差を出すには十分な症例数がなかったとのことでしたが，4D や AURORA と矛盾する結果かといえばそうではありませんでした．つまり，エンドポイントのとり方，症例数の少なさなどが影響しており，メタ解析をしてみると同様の結果が得られていたということです．

　したがって，今のところ透析例においても高コレステロールは心筋梗塞のリスクであるため，ハイリスク例，たとえば心筋梗塞の既往がある症例では，コレステロール低下療法を考えるべきであろうと思われます．

Question 42

高齢患者さんのコレステロールは気にしたほうが よいでしょうか？

Answer

心筋梗塞の既往がポイントです．既往ありの患者さんには生活習慣 の改善を指導しましょう．

大病を患わず来た高齢者は問題なし

日本の高齢者は元気な方が多いですね．高齢者といっても，元気で大きな病気 を患わずに来られた方は，その生活習慣が素晴らしいことを示しています．今更， 変更する必要はありません．もし，生活習慣が悪ければ，もっと早くに心筋梗塞 になるか，あの世に行っています．今元気なのは何よりもその生活習慣が素晴ら しい証拠です．したがって，元気な高齢者はあまりコレステロールを気にする必 要もありません．また食事の内容に関してもタンパク質が不足しがちです．肉や 卵も食べて構わないと伝えましょう．

心筋梗塞既往例はやはり注意

しかし，心筋梗塞を発症してしまったという方は話が違います．心筋梗塞を発 症したということは，何かを変えなければならないという指標になります．運動 習慣は見直していただいたほうがよいでしょう．食事も偏った食事になっていな いかチェックが必要です．そのなかでスタチンは安全，確実な再発予防ですので， 処方するようにしましょう．数値にはあまりこだわらなくてよいでしょう．健康 サプリのつもりで続けていただいたらよいと思います．

90 歳代の冠動脈の状態とは

90 歳代の方に心臓カテーテルをすることがありますが，このくらいの年齢の高 齢者の心臓は決してそんなに悪くないのです．50 歳代の方のほうがよっぽど冠動 脈の状態が悪かったりします．私はこれを，神に選ばれた方と解釈します．つま り，全身の健康状態がよい状態で維持できていたので 90 歳まで生きられた．も

し，どこかひとつでも悪いところがあればその前に亡くなっていたと思います．すべてがよい状態で90歳まで来た．つまり神に選ばれた患者さんと思います．一般的には90歳代の方だとひどい心臓になっているのではないかと思われるかもしれませんが，決してそんなことはありません．

高齢者が息切れで歩きづらいのは心機能低下のせい？

　高齢者の方で「最近心臓が弱って歩けない」といわれる方を診察して，かなりの頻度で問題になるのは下肢筋力低下です．フレイルという言葉も最近ありますが，加齢により運動機能が低下している場合で，筋力が足りないために，少し運動するとすぐ息切れがする．息切れがするから心臓が悪いと思って受診したら，実は筋力低下であったということです．高齢者の方への栄養指導と運動指導が必要になってきます．

＊　　　＊　　　＊

　地球に住んでいる限りは地球の重力に抗する筋力がなくなると寝たきりです．健康寿命の増進には下肢筋力は必須です．そして，運動をする方は心臓も健康で長持ちします．

VI リスク管理の諸問題

Ⅵ. リスク管理の諸問題

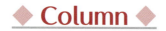

⑩ 人の血管だけが老いる

　米国シアトルのワシントン州立大学へ留学したときに，上司である Schwartz 教授から，まず読みなさいと言われたのが John French 先生の書いたレビューでした．古いもので，かつ膨大な量で，大変な作業であり，これは私に対するいじめかと思いました．しかし，最初はいやいやながら始めましたが，読み進むうちにだんだんと違う世界がみえてきました．血管の内膜を各種動物すべて病理学的に検討したもので，動脈硬化の土壌となる内膜の生成はすべての動物のなかのごくわずかな種だけに起こる．そして特に霊長類に多く，心筋梗塞で死ぬのは人類だけであるということがよくわかりました．日野原重明先生が引用された，William Osler の名言「人は血管とともに老いる」というのがありますが，この長いレビューを読んだあとに私が持った印象は，「人の血管だけが老いる」ということです．

　「人の血管だけが老い，そして動脈硬化になる」についての答えはいまだありません．人類は進化した生き物と思い込んでいますが，こと血管については最もダメな生き物です．ひとつの手がかりはやはり人の血液中の LDL コレステロールが他の動物に比べて圧倒的に高いということがあると思います．本文中にも書きましたが，ノーベル賞を受賞された Brown & Goldstein 先生のヒトの生理的 LDL コレステロールの正常値は 25 から 60mg/dL くらいであろうという予測が，いまや様々な薬剤の開発で実現可能な時代がやってきました．これは各種動物や生まれたときの赤ん坊と同じレベルです．従来の LDL コレステロールの正常値は，正常なヒト（血管に関してはダメな生き物）の平均値です．正常なヒトでも各種動物と比べれば圧倒的に高く，現在のいわゆる正常値に疑問を持ってもよいのかもしれません．

　また，血液中の LDL コレステロールは栄養状態の指標であることが，ひとつの生命予後の交絡因子であり，この数値だけで語れない部分があることもコレステロールに関する話が複雑になっているひとつの要因でもあります．

　これらの複雑な状況を紐解き，患者さんによりよい治療ができるよう私は全力で奮闘していますが，その困難な現状の一部でも，本書で皆様と共有できれば幸いです．

（French JE. Atherosclerosis in relation to the structure and function of the arterial intima, with special reference to the endothelium. Intl Rev Exp Pathol 1966; 5: 253-353）

索　引

欧文

A
AED　18
ApoB100　29, 34, 66

C
CETP 阻害薬　102
CK（クレアチンキナーゼ）　4, 85
CTT collaborator　52

D
DHA（ドコサヘキサエン酸）　92

E
EPA（エイコサペンタンエン酸）　92

F
familial hypercholesterolemia（FH）　60
FOURIER 試験　45, 96
French paradox　5

H
HDL（high density lipoprotein）　31
HMG-CoA 還元酵素阻害薬　76

I
IDL（intermediate density lipoprotein）　29
IMPROVE-IT 試験　90

J
J カーブ　48, 110, 112

L
LDL（low density lipoprotein）　31

LDL レセプター　20, 25, 34, 39, 60, 66, 95

M
MTP 阻害薬　72

N
Nieman-Pick 病　89
Nocebo 効果　86
NPC1L1（Nieman-Pick disease type C1 like protein 1）　89

O
ODYSSEY-J 試験　96

P
PACIFIC レジストリー　19
PCI（冠動脈インターベンション）　7, 10, 17, 57
PCSK9　67, 68, 95
PCSK9 阻害薬　71, 95, 99
PPARα　104
PROMINENT 試験　104

S
SCAD（自発的冠動脈解離）　12
SGLT2 阻害薬　12, 107
ST 上昇　3

V
VLDL（very low density lipoprotein）　29

133

索　引

和文

あ
アセチル CoA　76
アラキドン酸　94
アリロクマブ　96

い
医療費　10, 83, 99
院外心停止　18

う
運動　28
運動習慣　106

え
エイコサペンタンエン酸（EPA）　92
エゼチミブ　71, 89
エボロクマブ　96
炎症反応　20
エンドサイトーシス　34

お
横紋筋融解症　84
オメガ3脂肪酸　92

か
カイロミクロン　31
家族性高コレステロール血症　20, 60,
　63, 64, 66, 68, 71, 100
がん　39
冠動脈　2, 13
冠動脈インターベンション（PCI）　7,
　17, 57

き
喫煙　11, 107
急性冠症候群　100
虚血　3, 7
筋肉痛　85

く
クレアチンキナーゼ（CK）　4, 85

け
血栓　7
血栓溶解療法　7
血糖値　110

こ
高血圧　11, 107
高齢者　129
コレステロール　2, 24
コレステロール制限食　123
コレステロール低下療法　52, 117
コレステロールの構造　28

さ
再灌流　3
再発予防　11, 19
再発率　17
細胞膜　25
酸化 LDL　126

し
脂質異常症　11
シトステロール　91
自発的冠動脈解離（SCAD）　12
死亡数　5
死亡率　17, 46
食事指導　106, 124
除細動　18
心筋梗塞　2
心原性ショック　17
心臓移植後　20

す
吹田スコア　119, 120
睡眠指導　106
スタチン　71, 76, 79, 82, 84, 115
ステロイドホルモン　25

索 引

せ
生活指導　11
正座　3, 7
正常値　36
石灰化結節　15

そ
測定値　33

た
胆汁酸　25

ち
中性脂肪　25

て
低血糖　112

と
透析　128
糖尿病　11, 107, 110
動脈硬化　2
ドコサヘキサエン酸（DHA）　92
トロポニン　4

な
内膜肥厚　14

に
二次予防　19, 55
ニボルマブ　96
認知症　41

の
脳血液関門　41, 113

脳出血　44

ひ
ビタミンE　126
費用対効果　99
びらん　15

ふ
不安定プラーク　100
プラーク破裂　13
フラミンガム研究　118
フレンチパラドックス　5
プロブコール　72

へ
ペマフィブラート　104

ま
マクロファージ　14, 126

み
ミクロソームトリグリセリド転送タンパ
　　ク質（MTP）阻害薬　72

め
メタボリックシンドローム　11

も
モノクローナル抗体　97

り
リスク管理　106
リスクファクター　11
リポタンパク　29

135

著者紹介

伊苅 裕二 （いかり　ゆうじ）

【現　職】
東海大学医学部内科学系循環器内科　教授

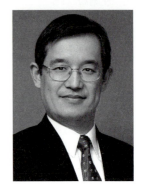

【経　歴】
1986 年　名古屋大学医学部卒業
1986 年　三井記念病院内科レジデント
1995 年　東京大学医学部第一内科助手
1996 年　米国ワシントン州立大学病理学へ留学
1999 年　三井記念病院循環器内科科長
2005 年　東海大学医学部循環器内科　教授
2010 年　東海大学医学部循環器内科　領域主任教授
　　　　　診療科長

【学位ならびに専門医】
1997 年　東京大学博士（医学）
1991 年　日本内科学会認定　総合内科専門医
1993 年　日本循環器学会認定　循環器専門医
2001 年　日本心血管インターベンション学会専門医
2003 年　日本心臓病学会正会員（FJCC）
2005 年　米国心臓病学会フェロー（FACC）
2012 年　ヨーロッパ心臓病学会フェロー（ESCC）
学会雑誌　日本心血管インターベンション治療学会雑誌編集長

【専門領域】
内科学，循環器学

【特　許】
Ikari カテーテル（米国 1999 年　特許番号 5,876,385，欧州 2001 年　特許番号 0 829 270 B1）

【主な著書】
『インターベンション医必携 PCI 基本ハンドブック』（南江堂，2017 年）（編著）
『循環器内科ゴールデンハンドブック（第 4 版）』（南江堂，2018 年）（監修）

誰も教えてくれなかった 心筋梗塞とコレステロールの新常識

2018年 3月10日　発行	著　者　伊苅裕二
	発行者　小立鉦彦
	発行所　株式会社 南 江 堂
	☎113-8410　東京都文京区本郷三丁目42番6号
	☎(出版)03-3811-7236　(営業)03-3811-7239
	ホームページ http://www.nankodo.co.jp/
	印刷・製本 日経印刷
	装丁 渡邊真介

New Common Sense of Myocardial Infarction and Cholesterol
© Nankodo Co., Ltd., 2018

定価は表紙に表示してあります.　　　　　　　　　　Printed and Bound in Japan
落丁・乱丁の場合はお取り替えいたします.　　　　　　ISBN978-4-524-24535-2
ご意見・お問い合わせはホームページまでお寄せください.

本書の無断複写を禁じます.
JCOPY 〈(社)出版者著作権管理機構 委託出版物〉
本書の無断複写は,著作権法上での例外を除き禁じられています.複写される場合は,そのつど事前に,
(社)出版者著作権管理機構(電話 03-3513-6969, FAX 03-3513-6979, e-mail: info@jcopy.or.jp)の
許諾を得てください.

本書をスキャン,デジタルデータ化するなどの複製を無許諾で行う行為は,著作権法上での限られた例外
(「私的使用のための複製」など)を除き禁じられています.大学,病院,企業などにおいて,内部的に業
務上使用する目的で上記の行為を行うことは私的使用には該当せず違法です.また私的使用のためであっ
ても,代行業者等の第三者に依頼して上記の行為を行うことは違法です.